何　伟　魏秋实　主编

股骨头坏死

保髋治疗100问

SPM
南方传媒

广东科技出版社
全国优秀出版社

·广州·

图书在版编目（CIP）数据

股骨头坏死保髋治疗 100 问/何伟，魏秋实主编 . —广州：广东
科技出版社，2023. 12

ISBN 978 – 7 – 5359 – 8165 – 3

Ⅰ. ①股… Ⅱ. ①何… ②魏… Ⅲ. ①股骨头—坏死—治
疗—问题解答 Ⅳ. ①R681. 8 – 44

中国国家版本馆 CIP 数据核字（2023）第 173731 号

股骨头坏死保髋治疗 100 问
Gugutou Huaisi Baokuan Zhiliao 100 Wen

出 版 人：严奉强
特邀编辑：邓　彦
责任编辑：马霄行
责任校对：李云柯　邵凌霞
责任印制：彭海波
出版发行：广东科技出版社
　　　　　（广州市环市东路水荫路 11 号　邮政编码：510075）
销售热线：020 – 37607413
https：//www. gdstp. com. cn
E-mail：gdkjbw@ nfcb. com. cn
经　　销：广东新华发行集团股份有限公司
印　　刷：广州市盛和印刷有限公司
　　　　　（广州市黄埔区百合三街8号　邮政编码：510700）
规　　格：889 mm×1 194 mm　1/32　6. 625　字数 155 千
版　　次：2023 年 12 月第 1 版
　　　　　2023 年 12 月第 1 次印刷
定　　价：39. 80 元

主编简介

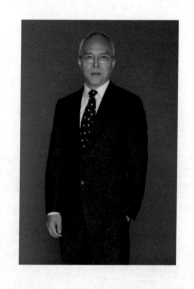

何伟 广东省中医骨伤研究院首席教授，医学博士，主任中医师，二级教授，博士研究生导师，博士后合作导师，国务院特殊津贴专家，广东省名中医。广州中医药大学髋关节研究中心主任，国家重点学科（中医骨伤科学）学科带头人，中国中西医结合学会骨伤科分会骨坏死专家委员会主任委员，国际骨循环研究会（ARCO）中国区副主席，中国中医药促进会骨伤科专业委员会副主任委员，中国医师协会骨科分会保髋工作组副组长，中国医师协会骨科分会骨循环与骨坏死工作委员会副主任委员，广东省中西医结合学会关节病专业委员会主任委员。

从事骨伤科临床、科研、教学工作38年，1985年起师从我国著名骨科专家袁浩教授，是我国最早系统研究骨伤科疑难病——股骨头坏死等髋关节疾病的专家之一，其所带领的团队在该领域作出了一系列卓有成效的开拓性工作，在股骨头坏死的早期诊断、中医药为主的非手术保髋与手术保髋、术后康复等方面，提出了一系列新理论、新观点与新方法。何伟教授及其团队首先提出股骨头坏死"围塌陷期"的概念、临床表现、影像学特点、病理特点、诊断标准等，大大提高了股骨头坏死诊断与保髋适应证选择的精准性，得到业内同行的普遍认可。同时，针对"围塌陷期"股骨头坏死，改良或独创了一系列保髋治疗方法，并不断改进，保髋疗效一直处于国际先进、国内领先水平。38 年来，先后诊治股骨头坏死等髋关节疾病超过 8 万例，主刀股骨头坏死保髋为主的各种髋关节手术超过 1 万例，先后到 20 多个省市 200 多家医院会诊、手术，指导开展新技术。

先后获得省部级以上科技进步奖 9 项，以下为部分奖项：1998 年，"中西医结合治疗股骨头坏死及相关疾病临床研究"成果获国家中医药管理局二等奖；2000 年，"中西医结合治疗股骨头坏死临床研究"成果获得国家科技进步奖二等奖；2004 年，完成治疗股骨头坏死中药新药"通络生骨胶囊"的研究与开发并成功上市，取得了良好的社会经济效益，获 2005 年中华中医药科技进步奖三等奖；2022 年，"围塌陷期股骨头坏死证候循证与非手术保髋技术推广"成果获中国中医药研究促进会科技进步奖二等奖。

主持包括国家自然科学基金在内的省部级以上科研课题 10 余项。主编专著、教材 6 部，主译骨外科经典名著《髋关节外科学》，发表学术论文 200 余篇，其中 SCI 收录 20 余篇。多次应邀在国内、国际学术会议上作股骨头坏死相关专题演讲。近 5 年共合作培养博士后 4 人，培养全日制博士 10

人、硕士 15 人，与丹麦奥尔堡大学、日本横滨市立大学、澳大利亚西澳大学联合培养博士 6 人、硕士 5 人。

何伟教授及其团队临床主要特长：各种类型的非创伤性股骨头坏死的诊断，中医药系列非手术保髋，打压支撑植骨系列手术保髋；儿童与青少年股骨颈骨折及其并发股骨头坏死的诊治；小儿股骨头坏死的诊断、非手术治疗及手术治疗。

为更好地服务患者，2018 年牵头成立全国股骨头坏死保髋联盟，截至目前已有 70 余家来自全国各省市的医疗机构加盟。通过在联盟医院积极开展股骨头坏死的大型义诊、技术帮扶和学术对话，扎实认真地开展工作，何伟教授团队为广大股骨头坏死患者做出了更大的贡献。

魏秋实 广州中医药大学第三附属医院关节科副主任，广东省中医骨伤研究院办公室副主任，医学博士，中医学、中西医结合骨科双博士后，主任中医师，博士研究生导师，博士后合作导师。广东省杰出青年医学人才，广东省中医药管理局中医骨伤重点学科后备学科带头人，广州中医药大学双一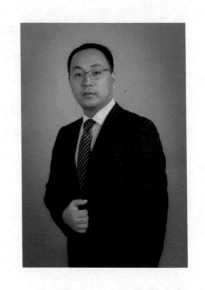
流与高水平大学学科后备人才。目前担任全国股骨头坏死保髋联盟联络人、国际骨循环研究会委员、中国中西医结合学会骨伤科分会骨坏死专家委员会委员兼秘书、中华医学会骨质疏松与骨矿盐疾病分会青年委员会委员、中国康复医学会修复重建外科分会骨坏死骨缺损学组副组长、广东省医学会骨质疏松专业青年委员会副主任委员、广东省基层医药学会骨科修复重建专业委员会副主任委员。《中华骨质疏松和骨矿盐疾病杂志》《中国骨质疏松杂志》《中国修复重建外科杂志》《中华中医药杂志》《中医正骨》青年编委。

获得科学技术奖 4 项，其中，"股骨颈骨折手法复位经皮内固定的数字化实验与临床研究"成果于 2018 年获得河南省中医药科学技术成果奖一等奖，"髋痹病的临床治疗关键问题"研究成果于 2021 年获得中华中医药学会科学技术奖三等奖。2019 年主持的"活血通络法治疗围塌陷期股骨头坏死的临床与基础研究"成果入选中华中医药学会《2019 年中医药优秀青年学者科技成果汇编》。

主持国家自然科学基金、广东省教育厅重点项目、广东省自然科学基金、广东省科技计划项目、广州市科技计划重点项目等科研课题 10 余项。作为副主编出版专著 1 部，为《中医学与周易》；参编译著 4 部，分别是《成人髋关节外科学之保髋手术学》《髋关节外科学》《ASMBR 代谢性骨病与骨矿盐代谢障碍学》《儿童与青少年髋关节学》。以第一作者或通讯作者身份发表论文 80 余篇，其中 SCI 收录 27 篇（总影响因子＞100）。作为第一发明人获国家发明专利 4 项，实用新型专利 5 项（已转让 2 项），计算机软件著作权 4 项。累计指导博士、硕士 30 余人开展研究工作。近年来积极投入全国股骨头坏死保髋联盟的学术宣传教育与技术帮扶活动，获得广大股骨头坏死患者的好评。

致　谢

感谢以下三项课题提供的经费支持，感谢菁医在线为全书漫画制作提供技术支持。

广东省中医骨伤研究院开放基金课题，课题编号：GYH202101 - 01，GYH202101 - 04，GYH202102 - 06

广州中医药大学"双一流"与高水平大学建设学科（中医学）后备人才培育项目，课题编号：A1 - 2601 - 23 - 415 - 124Z105

毕节市科学技术局 2022 年度"揭榜挂帅"项目，课题编号：毕科合重大专项〔2022〕1 号。

本书编委会

主　编：

何　伟（广州中医药大学第三附属医院）

魏秋实（广州中医药大学第三附属医院）

副主编：

庄至坤（福建中医药大学附属泉州市正骨医院）

曾　平（广西中医药大学第一附属医院）

张　颖（河南省洛阳正骨医院）

袁颖嘉（广州中医药大学第三附属医院）

张庆文（广州中医药大学第三附属医院）

编　委：（按姓氏笔画排序）

田天照（广州医科大学附属中医医院）

邢　丹（北京大学人民医院）

刘文刚（广东省第二中医院）

李　川（中国人民解放军联勤保障部队第九二〇医院）

李子祺（广州中医药大学第三附属医院）

李泰贤（北京中医药大学第三附属医院）

肖　欢（毕节市中医院）

何帮剑（浙江中医药大学附属第一医院）

何晓铭（广东省中医骨伤研究院）

何敏聪（广东省中医骨伤研究院）

陈海诚（广州中医药大学第一附属医院）

陈雷雷（广州中医药大学第三附属医院）

陈增淦（复旦大学附属中山医院）

陈镇秋（广州中医药大学第一附属医院）

林天烨（广东省中医骨伤研究院）

金红婷（浙江中医药大学附属第一医院）

周明旺（甘肃省中医院）

洪志楠（广州中医药大学第三附属医院）

彭　鹏（珠海市中西医结合医院）

鲁　超（西安市红会医院）

雷寿斌（毕节市第三人民医院）

自　序

　　股骨头坏死（femoral head necrosis）一直是威胁中青年人群健康的一大难题，也是骨伤科的临床常见病。由于多数股骨头坏死累及双侧髋关节，患者除了要承受疼痛外，在生活、工作、社交能力等方面也受到很大影响，部分患者甚至丧失了行走能力。

　　多数患者在股骨头坏死发生后相当长的一段时间内并无感觉，直到因疼痛就诊才会得到确诊，而此时病变往往已发展到股骨头将要塌陷或塌陷的阶段，留给"保髋（保留自身髋关节，下同）"的时间其实已经不多了。目前针对此阶段的各种保髋治疗方法效果多不理想，这除了与不能很好地解决修复与塌陷的矛盾有关外，与对疾病不同阶段病理实质的认识存在局限性也有很大关系。"理想很丰满，现实很骨感"是股骨头坏死保髋治疗的真实写照。

　　放眼全球，股骨头塌陷后保髋的确切疗效不及全髋关节置换术（total hip arthroplasty，THA）是不争的事实，因此越来越多的专家面对已经发生塌陷的股骨头坏死，首选行THA治疗。尽管THA已经取得很大成功，但其特有的手术风险、各种近期和远期并发症仍不可小觑。相对于老年患者，年轻人选择 THA 时有更高的活动、耐磨、使用寿命要求，潜在风险长期存在，因此保髋仍应该是股骨头坏死治疗追求的目标，同时围绕股骨头坏死的病因、病理、修复、诊断、康复等环节进行研究具有重要的科学意义。

广州中医药大学第三附属医院、广东省中医骨伤研究院、广州中医药大学髋关节研究中心的何伟、张庆文、魏秋实教授团队致力于股骨头坏死研究超过 38 年（1985 年，何伟教授有幸成为我国著名股骨头坏死专家袁浩教授的第一位硕士研究生，从此开始系统研究股骨头坏死），是国内最早系统研究股骨头坏死的团队之一，其在股骨头坏死的诊断、非手术保髋、手术保髋、康复等领域不断创新，先后提出一系列新概念、新理论、新方法，并不断完善，如提出"围塌陷期""带塌陷生存"等新概念，阐明了股骨头坏死疼痛的价值，疼痛、塌陷与股骨头内不稳定的关系，预测股骨头塌陷的新方法等，创新性地提出以中医药为主的非手术保髋方法，以及"围塌陷期"系列保髋手术方法等，保髋疗效一直处于国内领先地位，部分研究成果得到国际同行认可，广州中医药大学髋关节研究中心也因此成为国内知名的股骨头坏死研究治疗中心。

本书以问答形式，围绕股骨头坏死的早期诊断、鉴别诊断、中医药非手术保髋、手术保髋、康复等内容，图文结合，介绍了本团队在股骨头坏死领域的临床研究成果。希望本书不仅能对有志于提高股骨头坏死诊断水平与保髋疗效的专业读者有所帮助，也能有益于广大股骨头坏死患者。

"单丝不成线，独木不成林"，我们秉持"承古、拓今、创新、发展"的理念，愿与各位读者一起为中医骨伤科创新能力、科研转化能力、临床诊疗水平的提高不懈努力，为健康中国贡献力量。

何伟

2023 年 9 月

目录

Contents

上篇　股骨头坏死的诊断

1. 股骨头坏死是一种什么样的疾病？/ 2

2. 骨坏死为什么偏爱股骨头？/ 4

3. 股骨头坏死有哪些发病特点？/ 6

4. 股骨头坏死的危害有哪些？/ 8

5. 股骨头坏死可能给患者带来哪些心理问题？/ 10

6. 为什么不主张把股骨头坏死称为
   "不死的癌症"？/ 12

7. 什么是创伤性股骨头坏死？/ 14

8. 为什么儿童与青少年股骨颈骨折更容易并发
   股骨头坏死？/ 16

9. 股骨颈无移位骨折也会发生股骨头坏死吗？/ 18

10. 股骨颈骨折后多长时间、用什么方法能明确
    是否发生了股骨头坏死？/ 20

11. 股骨颈骨折内固定术后推迟下地负重行走，
    是否能避免发生股骨头坏死？/ 22

12. 股骨头有金属内固定存在，能否做磁共振
    检查？/ 24

13. 股骨颈骨折内固定术后何时需要进行核素
    扫描检查？/ 25

14. 什么是非创伤性股骨头坏死？/ 26

15. 什么是激素性股骨头坏死？/ 28

16. 常用的糖皮质激素有哪些？/ 30

17. 哪些疾病需要大剂量、长期使用糖皮质
    激素？/ 32

18. 使用糖皮质激素后身体常见哪些反应？/ 34

19. 如何尽可能早期诊断激素性股骨头坏死？/ 36

20. 什么是酒精性股骨头坏死？/ 38

21. 为什么酗酒能导致股骨头坏死？/ 40

22. 如何尽可能早期诊断酒精性股骨头坏死？ / 41

23. 除髋部外伤、使用激素、长期酗酒外，
    还有哪些因素与股骨头坏死相关？ / 43

24. 股骨头坏死最早出现的症状是什么？有什么
    临床意义？ / 44

25. 疼痛缓解或消失是否意味着股骨头坏死好转或
    痊愈？ / 45

26. MRI 对股骨头坏死的诊断有什么帮助？ / 47

27. MRI 发现骨髓水肿意味着什么？ / 49

28. X 线拍片对股骨头坏死有什么价值？ / 50

29. 股骨头坏死为什么要拍双髋正位、蛙位
    X 线片？ / 52

30. CT 对股骨头坏死的诊断有什么帮助？ / 54

31. MRI、CT 是否可以取代 X 线？ / 55

32. 什么情况下需要进行核素扫描检查？ / 57

33. 为什么说股骨头坏死一旦出现疼痛就不是
    早期了？ / 59

34. 股骨头坏死的分期分型有什么意义？常用的
    分期分型有哪些？/ 61

35. 股骨头坏死为什么会发生塌陷？其病理本质
    是什么？/ 63

36. "围塌陷期"的内涵是什么？其与股骨头坏死的
    分期分型是什么关系？/ 65

37. 认识围塌陷期有什么临床意义？/ 67

38. 股骨头塌陷与疼痛有什么关系？/ 68

39. 哪些类型的股骨头坏死容易发生塌陷？/ 69

40. 塌陷对股骨头坏死修复有什么影响？/ 71

41. 塌陷对关节软骨有什么影响？/ 73

42. 塌陷对髋关节有什么影响？/ 75

43. 如何区分股骨头坏死与髋关节骨关节炎？/ 76

44. 如何区分股骨头坏死与股骨头骨软骨损伤？/ 78

45. 如何区分股骨头坏死与股骨近端骨髓水肿
    综合征？/ 80

46. 如何区分股骨头坏死与髋关节色素沉着绒毛
　　结节性滑膜炎? / 82

47. 如何区分股骨头坏死与强直性脊柱炎累
　　及髋关节? / 84

48. 如何区分股骨头坏死与类风湿性关节炎累
　　及髋关节? / 86

49. 如何区分股骨头坏死与腰椎间盘突出症? / 88

50. 佩尔特斯病与股骨头坏死是同一种病吗? / 90

下篇　股骨头坏死的保髋治疗

51. 什么是股骨头坏死的保髋治疗? / 94

52. 人工髋关节置换已经很成熟, 塌陷后股骨头坏死
　　为什么还要保髋? / 96

53. 为什么不主张用止痛药治疗股骨头坏死? / 98

54. 儿童股骨颈骨折后何时下地、何时弃拐? / 99

55. 中青年股骨颈骨折后何时下地、何时弃拐? / 100

56. 股骨颈骨折后及时服用中药能否避免股骨头
坏死的发生？／101

57. 股骨颈骨折并发股骨头坏死后，尽早取出
内固定是否有利于坏死修复？／103

58. 股骨颈骨折后一旦并发股骨头坏死是否意味着
预后一定不好？／105

59. 什么是股骨头坏死非手术保髋？其常用方法
有哪些？／107

60. 是否所有的股骨头坏死都应首先采用非手术
保髋，无效后再考虑手术保髋？／109

61. 股骨头坏死非手术保髋适合哪些患者？／111

62. 股骨头坏死塌陷后是否都不适合非手术
保髋？／112

63. 股骨头坏死塌陷是否都必须进行关节置换？／113

64. 中医药治疗股骨头坏死的作用机制是什么？／115

65. 冲击波在股骨头坏死保髋中的作用是什么？／117

66. 运动疗法在股骨头坏死保髋中的作用
是什么？／119

67. 保髋治疗期间保护性负重有哪些具体方法？/ 121

68. 中医药治疗股骨头坏死需要注意哪些问题？/ 123

69. 股骨头坏死可选用哪些中药制剂？/ 125

70. 为什么主张规律、长期使用中药？/ 126

71. 非手术保髋在哪些情况下需要
    拄拐？需要拄多久？/ 128

72. 双侧股骨头坏死非手术保髋是否必须卧床、
    坐轮椅？/ 130

73. 非手术保髋对随访、复查有什么要求？/ 132

74. 非手术保髋的具体疗程是怎样的？恢复行走
    需要满足哪些条件？/ 133

75. 如何选择非手术保髋的适应证？/ 135

76. 股骨头坏死非手术保髋存在哪些不足？/ 138

77. 如何判断非手术保髋失败了？/ 140

78. 非手术保髋失败后如何补救？/ 142

79. 当前常用的保髋手术有哪些？效果如何？/ 144

80. 手术保髋需要遵循哪些原则？/ 146

81. 如何看待 PRP、干细胞等在股骨头坏死治疗中的
    应用？／148

82. 如何抓住最后的保髋时机？／150

83. 髓芯减压打压支撑植骨术适合哪些股骨头
    坏死患者？／152

84. 经髋关节外科脱位打压支撑植骨术适合哪些
    股骨头坏死患者？／154

85. 手术保髋后需要长期卧床吗？／156

86. 保髋手术后发生股骨头再塌陷是否意味着
    手术失败了？／158

87. 手术保髋的具体疗程是怎样的？恢复行走
    需要满足哪些条件？／160

88. 保髋手术后能否开车？能否上下楼梯？／162

89. 保髋手术康复后适合做哪些运动？／164

90. 保髋手术主要有哪些？／166

91. 如何判断股骨头坏死保髋手术是否失败？／168

92. 保髋手术失败后如何补救？／170

93. 保髋手术失败是否会增加关节置换手术的
    难度、影响其疗效？／172

94. 手术保髋对随访、复查有哪些要求？／174

95. 保髋成功是否意味着终生不需要置换关节？／176

96. 激素性股骨头坏死保髋成功后如何面对
    激素？／178

97. 酒精性股骨头坏死保髋成功后能否继续
    饮酒？／180

98. 双侧股骨头坏死在治疗上需要注意
    哪些问题？／182

99. 对于股骨头坏死患者，什么样的心态是
    健康的？／184

100. 如何做一名合格的股骨头坏死患者亲属？／186

上篇
股骨头坏死的
诊断

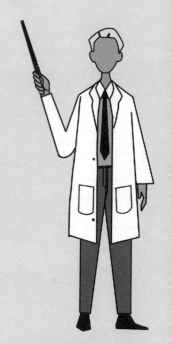

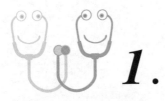

1.

股骨头坏死是一种
什么样的疾病?

　　股骨头坏死是由各种原因导致股骨头的血供中断,引起骨细胞及骨髓坏死,继发股骨头结构改变,甚至塌陷,使得患者出现髋关节疼痛及功能障碍的一种疾病。它是目前骨科领域常见的难治性疾病,发病年龄范围比较广,以 20 ～ 55 岁的中青年多见。股骨头坏死可以由创伤性因素和非创伤性因素引起,创伤性股骨头坏死主要是由股骨颈骨折、髋关节脱位等外伤引起的,非创伤性股骨头坏死则主要是由大量使用激素或大量饮酒等引起的。对于该病的具体发病机制，国内外学者提出了各种理论假说，包括血管损伤、血液运行异常、脂肪代谢异常、骨内压升高、骨细胞凋亡、基因多态性、免疫因素等。

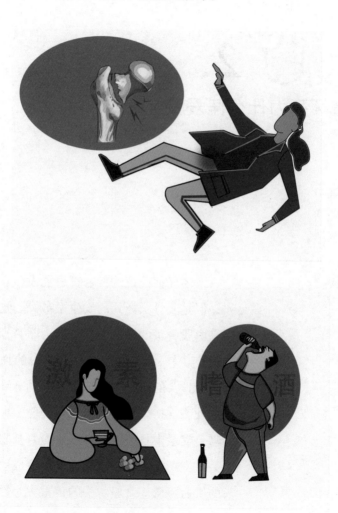

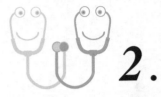

2.

骨坏死为什么偏爱股骨头?

人体任何部位的骨骼都可能发生骨坏死，但是股骨头坏死的发生率最高，这主要是由股骨头的解剖学和生物力学特点决定的。其具体原因为：①股骨头的血供少。股骨头的血供主要依靠囊外动脉环发出的外侧支持带和内侧支持带动脉，血管的吻合支量少且薄弱，当一支血管被阻断而另一支不能及时代偿时，就会造成股骨头的供血障碍。②股骨头的负重大。髋关节是人体的大关节之一，支撑着整个躯干的重量，这导致股骨头与髋臼之间的压力较大，长期保持这种较大的压力，不但容易造成结构上的损伤，而且会影响局部的血液循环。③股骨头的活动范围大。髋关节的活动范围仅次于肩关节，可进行伸展、内收、外展、旋转等活动，能完成各轴向运动，损伤的机会自然也较多。

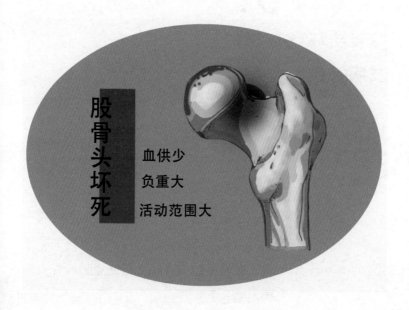

股骨头坏死

血供少
负重大
活动范围大

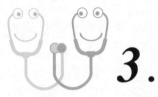

3.

股骨头坏死有哪些
发病特点?

微观特点:股骨头内血供受损或中断,引起骨细胞死亡,导致骨重建失去平衡、骨修复能力锐减,最终导致股骨头发生塌陷。

宏观特点:包含三个方面,分别为病因、发病人群和临床表现。其中病因特点即前文所说的包括创伤性因素和非创伤性因素两大类病因。在发病人群特点中,创伤性股骨头坏死可发生于任何年龄段,而在非创伤性股骨头坏死中,发生激素性股骨头坏死的平均年龄为 35.5 ± 10.87 岁,男女比例为 1.3 : 1，发生酒精性股骨头坏死的平均年龄为 41.55 ± 9.09 岁，男女比例为 193 : 1。股骨头坏死的临床表现特点为早期表现不典型，以髋部或膝部隐痛、胀痛为主，病情进展快者数月即可发生股骨头内骨折或股骨头塌陷，此时疼痛加重，肢体短缩，活动受限多。

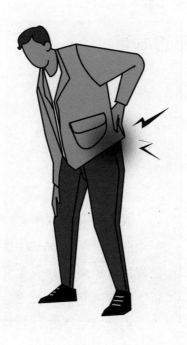

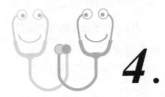

4.

股骨头坏死的危害
有哪些?

　　股骨头坏死是致残率较高的疾病,早期股骨头坏死症状不明显,随着疾病的发展,股骨头内发生骨折,多数患者诉髋部疼痛进行性加重,部分患者伴有大腿前侧或膝关节周围疼痛,当股骨头发生塌陷时,髋部疼痛可能会逐渐地缓解或消失,但髋关节功能障碍会越加明显,甚至出现跛行,也可引起脊柱、膝关节、踝关节等部位的疾病。文献报道,约有80%发生股骨头塌陷的患者需要接受人工全髋关节置换手术,由于股骨头坏死患者多为青壮年，过早进行关节置换使患者不得不承受沉重的经济负担和多次翻修的风险。

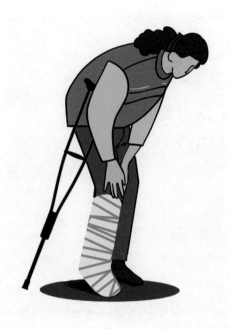

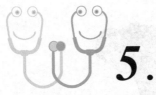

5.

股骨头坏死可能给患者带来哪些心理问题?

股骨头坏死以年轻人多见,他们对生活质量的要求较高,因此该病会导致其产生较大的心理负担,常见的心理问题包括以下几种。

(1)挫败感:股骨头坏死患者年龄一般较轻,对未来生活的期待较高,多处于事业、家庭的巅峰期,因此,对于疾病的接受较为困难,一旦确诊,患者可能会较长时间处于压抑状态,无法接受现实。

(2)恐惧感:面对"坏死"和"手术"这些字眼,患者较难接受。此外,由于缺少对病因和易感因素的认识，患者对于疾病的现状和预后常无法认知，所以有些患者一旦确诊，便处于恐惧之中。

（3）否定心理：有些股骨头坏死患者拒不承认现状，总认为疾病很轻，可以自愈，甚至有的轻症患者认为无症状就是不严重，从而拒绝治疗，对未来的恢复充满"自信"。此外，还有部分患者对自身的修复能力持完全否定的态度，认为该病是无法治疗的，从而失去对治疗和康复的信心。

（4）焦虑：表现为对现有的治疗措施极度不信任，患者非常容易受到周围其他因素的影响，常常怀疑医生的诊断及治疗。

（5）猜疑：这是大多数股骨头坏死患者都存在的表现，是一种自我保护、防御和调节反应。如果患者的反应过强，则会出现情绪不稳定，常怀疑医生或家人的建议。这种状态存在时间过长，会导致患者情绪抑郁、气血失和，最终影响疾病的诊断、治疗和预后。

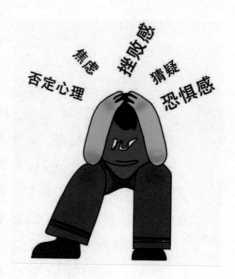

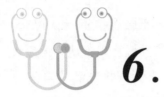

6.

为什么不主张把股骨头坏死
称为"不死的癌症"？

　　谈起股骨头坏死，人们常联想到"不死的癌症"，甚至闻之色变。其实，股骨头坏死不是绝症，其治疗手段多样，预后良好，不可称为"不死的癌症"，原因主要包括以下几点。

　　（1）股骨头坏死不是癌症，可针对发病的危险因素进行预防。股骨头坏死的常见病因是长期饮酒、大剂量使用激素和髋部创伤。如有以上常见危险因素，应定期前往正规医院的专科进行筛查，一旦确诊，即可尽早治疗。

（2）股骨头坏死不是癌症，不但不会直接危害生命，而且对人体的损害没有癌症那么严重。虽然股骨头坏死会导致髋关节疼痛、功能障碍，严重者可出现跛行、下肢短缩，但都比较局限，不会像癌症那样到处转移，对人体造成全身性的伤害。

（3）股骨头坏死不是癌症，可根据分期分型进行治疗。在准确把握分期分型和适应证的前提下，非手术保髋、微创手术保髋和切开关节保髋治疗股骨头坏死的疗效是确切的，并非无法治疗。

由此可见，股骨头坏死并非"不死的癌症"。只要接受正规的医疗干预，其预后是非常令人满意的。

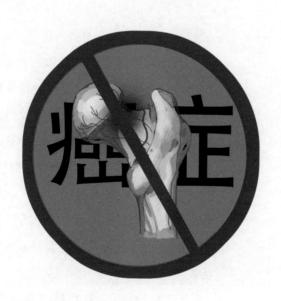

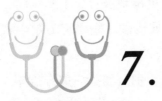

7.

什么是创伤性
股骨头坏死?

　　股骨颈骨折是常见的髋部骨折之一。创伤性股骨头坏死是中青年股骨颈骨折后最为常见的并发症，一般预后较差。如治疗不及时，1～3年内股骨头塌陷的发生率为70%～80%。创伤导致股骨头前外侧负重区动脉网破坏是股骨颈骨折后发生股骨头坏死的初始原因，而骨折后关节囊内血肿导致的血管高压与填塞可加剧股骨头血供的中断。

　　虽然"缺血"是导致"坏死"发生的初始因素，但"修复"反应才是决定疾病自然转归的最为关键的特异性病理改变。股骨颈骨折导致股骨头血供障碍或中断后，股骨头骨髓成分及骨细胞死亡，以及随后发生的修复过程，都会导致股骨头骨结构改变，甚至发生塌陷等一系列病理改变与临床表现。在修复的过程中，修复区与坏死区域内填充有大量肉芽组织与纤维组织，形成囊变、软骨下骨骨折，继而发生塌陷。最终，随着塌陷的进展，股骨头外形变扁，股骨头与髋臼出现不匹配。

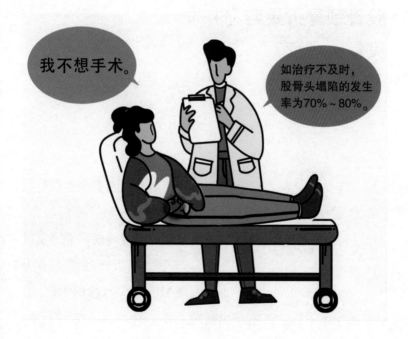

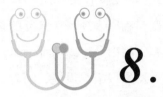

8.

为什么儿童与青少年股骨颈骨折更容易并发股骨头坏死?

股骨头坏死是儿童及青少年股骨颈骨折后最为常见的并发症,预后极差,如未经有效治疗,短时间内可进展至股骨头塌陷。严重塌陷可导致髋关节失稳,主要表现为股骨头与髋臼不匹配,甚至出现髋关节半脱位。

儿童和青少年股骨颈骨折后为什么更容易出现股骨头坏死呢?首先,儿童与青少年股骨颈骨折多由剧烈暴力损伤造成,其可导致股骨头发生大范围缺血。其次，儿童与青少年的股骨头近端发育不完全，股骨颈骨折后生长板的存在阻断了股骨颈远端血供对股骨头血供的代偿。因此，儿童与青少年股骨颈骨折后更容易出现大面积的缺血性坏死。

另外，儿童与青少年股骨头坏死的预后也更差。其主要原因是这一年龄段的患者具有更强的骨修复能力。而遗憾的是更快的修复往往会导致修复区与坏死区域更为快速地被大量肉芽组织与纤维组织填充，形成囊变、软骨下骨骨折，继而发生塌陷。最终，随着塌陷的进展，股骨头外形变扁，股骨头与髋臼出现不匹配。

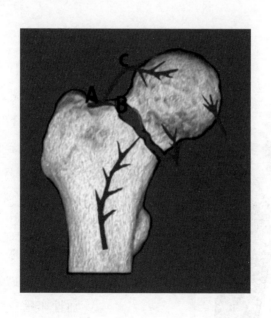

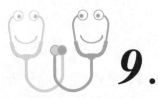

9.

股骨颈无移位骨折也会发生
股骨头坏死吗？

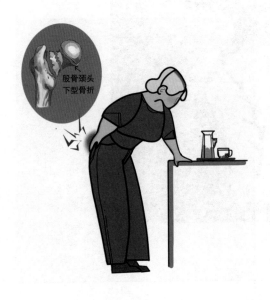

股骨颈头
下型骨折

股骨颈无移位骨
折也可能会发生股骨
头坏死，特别是股骨
颈头下型骨折的患
者。因为股骨颈头下
型骨折往往会严重损
伤股骨头的血供，从
而容易导致股骨头缺
血性坏死。另外据报
道，60 岁以上的股
骨颈无移位骨折女性

患者如采用保守治疗，则发生股骨头坏死的概率相对偏高。因为采用保守治疗的话，起初无移位的股骨颈骨折可能会继发移位，且大于 60 岁的女性患者往往伴有骨质疏松，因此更容易继发移位，从而导致发生股骨头坏死的概率升高。

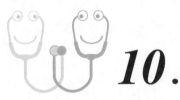

10.

股骨颈骨折后多长时间、
用什么方法能明确是否发生了
股骨头坏死？

目前，X 线和 MRI 都是股骨头坏死
常用的影像学检查手段。对于股骨头坏死
的早期诊断，MRI 相较于 X 线具有更敏
感、更准确的优势。因此，股骨颈骨折术

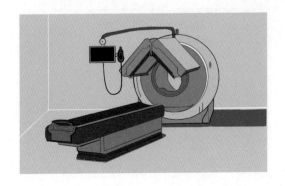

后采用 MRI 检查是最合适的。根据经验，可于股骨颈骨折后 1 个月进行检查，必要时可于骨折后 3 个月、6 个月时复查 MRI。

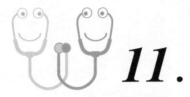

11.

股骨颈骨折内固定术后
推迟下地负重行走，是否能
避免发生股骨头坏死？

股骨颈骨折内固定术后是否并发股骨头坏死，是受多因素影响的，如骨折是否移位、复位质量如何等等，有学者认为术后负重也是并发股骨头坏死的一个因素，也有学者认为早期负重对老年股骨颈骨折内固定术后患者股骨头坏死的发生率无明显影响。通过大量临床观察，我们认为，股骨颈骨折内固定术后推迟下地负重行走，可使股骨颈骨折愈合的概率增加，可能有助于降低股骨头坏死的塌陷率，但是无法完全避免股骨头坏死的发生。因为即使推迟股骨头开始负重的时间，但只要股骨头的血运无法及时重建，那么股骨头还是可能会发生坏死的。

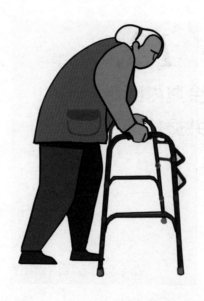

12.

股骨头有金属内固定存在，能否做磁共振检查？

股骨头有金属内固定存在，可以做磁共振检查。但是因为金属在强磁场中会发热，所以不建议采用常规 3.0T 的磁共振，最好采用磁场相对较弱的 1.5T 的磁共振进行检查，以减少金属内固定的发热，避免其对周围组织产生伤害。

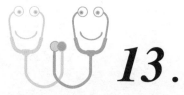

13.

股骨颈骨折内固定术后何时需要进行核素扫描检查?

一般建议在股骨颈骨折内固定术后 1 个月进行核素扫描检查，必要时可于内固定术后 3 个月、6 个月时进行核素扫描复查。可以对照术前核素扫描的检查结果，如果发现股骨头的血流呈现"冷区"，则提示股骨头的血流减少。此时建议同时行磁共振检查，这样有助于早期发现股骨头坏死。此时行带血管的骨瓣或腓骨移植将有助于减少股骨头坏死的发生。

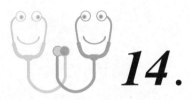

14.

什么是非创伤性
股骨头坏死?

非创伤性股骨头坏死是骨科常见疾病,亦是骨科领域的一大难题。该病的发病机制到目前为止仍不明确,存在多种假说,包括脂代谢紊乱学说、骨内压增高学说、血管功能障碍学说、血管内凝血学说、激素的细胞毒作用学说、骨细胞凋亡学说等,但骨组织的血供障碍是导致股骨头坏死的根本原因是公认的。其发生的高危因素与上述学说均有关,主要为大剂量使用激素、酗酒,还包括凝血功能异常、血细胞形态异常、减压病、遗传易感性、电离辐射、妊娠期高凝状态、骨质疏松、基因多态性等。总之，非创伤性股骨头坏死的病因非常复杂。

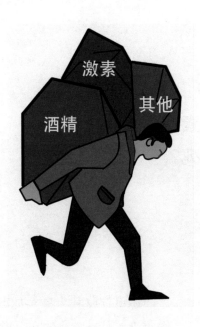

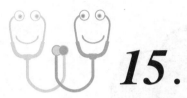

15.

什么是激素性
股骨头坏死?

激素性股骨头坏死是由于在过敏性、免疫性等特殊疾病的临床治疗中长期或短期大剂量应用激素类药物，激活体内脂质代谢紊乱、凝血异常、微循环障碍、骨细胞凋亡等机制，造成股骨头内血液供应受损或障碍，引起股骨头内骨细胞及其他活性组织成分死亡，导致股骨头塌陷等结构性改变，最终致髋关节退行性和破坏性改变的骨科常见疑难病。由于我国人口基数大，需要激素治疗的群体相对较大，而且医疗资源配置存在地区差异，不同人对应用激素的认识不同，故在临床治疗中会出现糖皮质激素的滥用以及应用不规范的问题。在接受大剂量激素治疗的患者中，激素性股骨头坏死的发生率约为40%，较正常人群激素性股骨头坏死的发病率高约20倍。其主要发生在中青年群体，多为双侧性，坏死发生的范围较宽，并且由其引起的损伤率和致残率也极高。

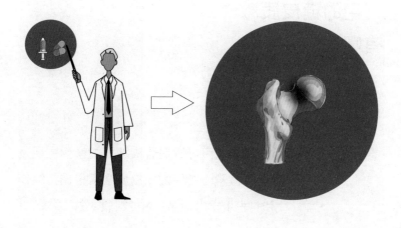

16.

常用的糖皮质激素有哪些?

临床上可导致股骨头坏死的激素主要是糖皮质激素。常用的糖皮质激素根据持续作用时间可分为短效、中效、长效三类(见下页表),根据有效浓度可分为弱效、中效、强效、超强效四类。其给药途径主要包括口服、注射、吸入、外用、滴眼等。

临床常用糖皮质激素

类别	药物	糖皮质激素受体亲和力	水盐代谢（比值）	糖代谢（比值）	抗炎作用（比值）	等效剂量/mg	血浆半衰期/min	作用持续时间/h
短效	氢化可的松	1.00	1.0	1.0	1.0	20.00	90	8～12
	可的松	0.01	0.8	0.8	0.8	25.00	30	8～12
中效	泼尼松	0.05	0.8	4.0	3.5	5.00	60	12～36
	泼尼松龙	2.20	0.8	4.0	4.0	5.00	200	12～36
	甲泼尼龙	11.90	0.5	5.0	5.0	4.00	180	12～36
	曲安西龙	1.90	0	5.0	5.0	4.00	>200	12～36
长效	地塞米松	7.10	0	20.0～30.0	30.0	0.75	100～300	36～54
	倍他米松	5.40	0	20.0～30.0	25.0～35.0	0.60	100～300	36～54

（注：表中水盐代谢、糖代谢、抗炎作用的比值均以氢化可的松为1计；等效剂量以氢化可的松为标准计）

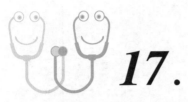

17.

哪些疾病需要大剂量、
长期使用糖皮质激素？

目前临床上需要大剂量、长期使用糖皮质激素的疾病包括严重感染、过敏性休克、荨麻疹、血管神经性水肿、支气管哮喘、器官移植排斥反应、结缔组织病、肾上腺皮质功能不全等。

（1）大剂量冲击疗法：适用于急性、重度、危及生命的疾病（休克类疾病，严重急性感染如中毒性感染或同时伴有休克、中毒性菌痢、暴发型流行性脑膜炎及败血症，严重急性呼吸综合征，多种结核病的急性期）的抢救。

（2）一般剂量长期疗法：多用于结缔组织病（风湿性心肌炎、类风湿性关节炎、红斑狼疮、自身免疫性贫血、淋巴细胞性白血病、再生障碍性贫血、过敏性紫癜等）、肾病综合征、顽固性支气管哮喘、恶性淋巴瘤等的治疗。

（3）小剂量替代疗法（长期）：适用于急慢性肾上腺皮质功能不全症（包括肾上腺危象、艾迪生病）、脑垂体前叶（腺垂体）功能减退及肾上腺次全切除术后的治疗。

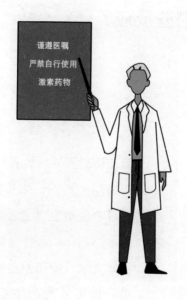

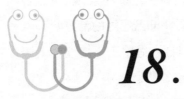

18.

使用糖皮质激素后
身体常见哪些反应？

　　糖皮质激素对机体各脏器的功能均有
广泛的作用和影响，如长期大剂量给药，
几乎不可避免地会引起许多副作用和并发
症，严重的副作用和并发症可导致患者死
亡。长期大剂量应用糖皮质激素的副作用
主要包括以下几种：骨坏死（临床上股
骨头坏死最常见），骨质疏松或脊椎压迫
性骨折，继发性感染，消化系统并发症
（胃、肠溃疡穿孔），心血管系统并发症
（高血压和动脉粥样硬化），神经系统并
发症（神经过敏、欣快、激动、失眠、

情感改变和癫痫等），糖皮质激素眼病（白内障和青光眼），物质代谢和水盐代谢紊乱（浮肿、低血钾、糖尿病、库欣综合征、肌无力和肌萎缩等）。

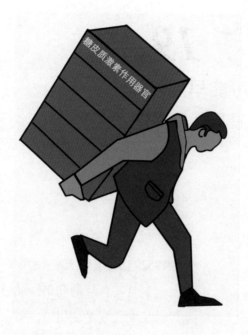

19.

如何尽可能早期诊断激素性股骨头坏死?

1962 年报道了首例使用糖皮质激素后发生股骨头坏死的病例。此后多项研究发现，长期大剂量使用糖皮质激素是骨坏死的独立危险因素，3 个月内累积剂量超过 2g 即有诱发骨坏死的风险。文献报道的早期诊断激素性股骨头坏死技术主要包括以下几点。

（1）对因不同原因服用激素的患者进行定期监测，以做到早发现早治疗，要积极询问患者体征，如是否出现髋部或膝部隐痛，或是否伴有髋关节功能不同程度的受限，并及时进行专科检查。

（2）对服用激素的患者进行临床专科检查以做到精准排查，如：腹股沟中点压痛检查，4字试验，髋关节功能试验，如髋关节内旋、外展、屈曲等。以上检查如有阳性反应及时进行影像学检查。

（3）MRI是公认的诊断早期激素性股骨头坏死的影像学检查金标准，其灵敏度为71%～100%，特异性为94%～100%。

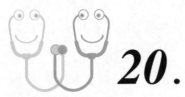

20.

什么是酒精性
股骨头坏死?

　　因长期过量饮酒导致的股骨头坏死即
可定义为酒精性股骨头坏死。酒精性股骨
头坏死多发生于 40 ～ 60 岁的人群，以男
性患者居多，近年来其发病趋于年轻化。
直到 20 世纪 70 年代，过量饮酒这个导致
股骨头坏死发病率增高的病因才被研究者
所重视。国际骨循环研究协会（ARCO）
最新的专家共识指出：每周饮酒量超过
400mL，饮酒史超过 6 个月且在 1 年内确
诊为股骨头坏死的患者可诊断为酒精性股
骨头坏死。目前，流行病学研究结果显示

我国酒精性股骨头坏死约占非创伤性股骨头坏死的 38.9% 。在其他国家中，日本约占 31% ，美国约占 36.7% ，韩国约占 31.8% 。

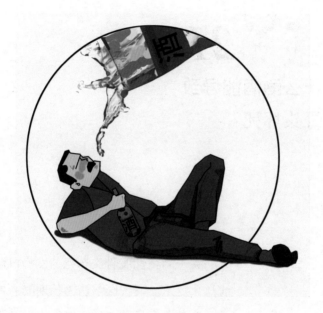

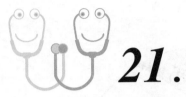

21.

为什么酗酒能导致
股骨头坏死?

关于酒精性股骨头坏死的发病机制目前尚无定论。现代医学认为长期酗酒可造成血液黏滞度显著增加、血管内皮细胞损伤、成骨细胞脂肪变性、脂质代谢紊乱等病理改变,从而使患者股骨头内微血管减少,骨内压显著升高,最终发生酒精性股骨头坏死。中医理论认为酒入于胃则络脉满而经脉虚,可致气血出入失常,卫气壅滞而化生热毒,引起脉络拘急阻滞,髓海瘀滞,骨髓失养而生化无源,髓死骨枯,最终导致酒精性股骨头坏死的发生。

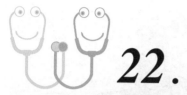

22.

如何尽可能早期诊断
酒精性股骨头坏死?

    2017 年 6 月,ARCO 报道,超过 6 个月每周纯酒精摄入量超过 400mL(或任何酒精性饮料,每周超过 320g,相当于每天 2 两 45% vol 至 50% vol 的白酒)的情况可作为酒精性股骨头坏死的确诊依据之一。尽管如此,由于个体对酒精性股骨头坏死的易感性差异很大,想要早期诊断酒精性股骨头坏死依旧是一个难题。筛选出易感基因或分子标志物,对易感者进行密切的关注,也许是未来早期诊断酒精性股骨头坏死前进的方向。因此,有长期饮酒习惯者，如果出现髋关节不适，则应及时前往医院行磁共振检查以明确诊断，这样才能早期诊断酒精性股骨头坏死。

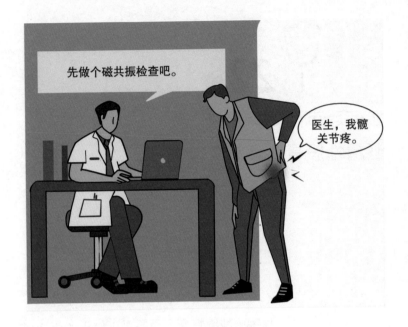

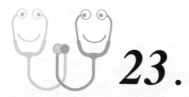

23.

除髋部外伤、使用激素、长期酗酒外，还有哪些因素与股骨头坏死相关？

创伤性股骨头坏死多见于股骨颈骨折、髋关节脱位等髋部外伤，非创伤性股骨头坏死多数与过量使用激素或长期酗酒有关。除此之外，还有一些因素与股骨头坏死相关，包括减压病、戈谢病、镰状细胞贫血及地中海贫血、放射性损伤、结缔组织病、较大动脉疾病、胰腺疾病、高尿酸血症、妊娠等。也有少数患者找不到发病原因，称为特发性股骨头坏死。

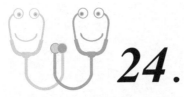

24.

股骨头坏死最早出现的症状是什么？有什么临床意义？

　　绝大多数股骨头坏死患者是因髋周疼痛前来就诊的，可伴有不同程度的髋关节活动受限甚至跛行，亦有患者以膝关节内侧疼痛作为首发症状。这种髋周疼痛与负重直接相关，若股骨头内严重不稳定，还可以出现静息痛。股骨头坏死在股骨头塌陷前绝大多数不发生疼痛，一旦发生疼痛，往往提示股骨头已经发生了塌陷，或股骨头内出现了骨质断裂。因此，开始出现疼痛并不说明疾病处于早期，而是表明坏死进入修复期并已有相当长的时间。

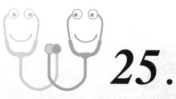

25.

疼痛缓解或消失是否意味着
股骨头坏死好转或痊愈?

股骨头坏死的疼痛与负重直接相关,经过拄拐保护、适当休息,股骨头应力解除或减小,疼痛可以缓解甚至消失,但疼痛缓解不一定意味着病情好转,只是反映股骨头稳定性改善或关节对形态的改变逐步适应而已。如果此时掉以轻心,过早恢复负重,往往容易再次诱发疼痛,导致病情加重。因此,在病情转归的判断上,除了观察症状,还要结合影像学评估,若塌陷无进展,股骨头内密度均匀升高，磁共振检查提示骨髓水肿减轻或消失，则说明病情好转。

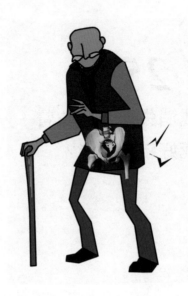

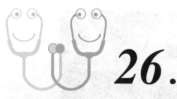

26.

MRI 对股骨头坏死的诊断
有什么帮助？

　　股骨头坏死的早期一般无临床症状，
普通的 X 线片无法发现早期病变相关影
像学改变。MRI 对骨髓信号敏感，是股骨
头坏死早期诊断的金标准。早期股骨头坏
死典型 MRI 表现为 T1 加权像显示股骨头
残存骨骺线，可见邻近或穿越骨骺线的蜿
蜒线状低信号带。T2 加权像可出现两条
蜿蜒线状的外低内高信号带。MRI 为横
断面、矢状面、冠状面三维扫描，可以清
楚显示病灶的部位，估计坏死病灶的大
小，了解股骨头关节软骨的状态、关节积

液和骨髓水肿的程度、髋关节周围软组织情况，精准指导股骨头坏死的影像学分期分型。

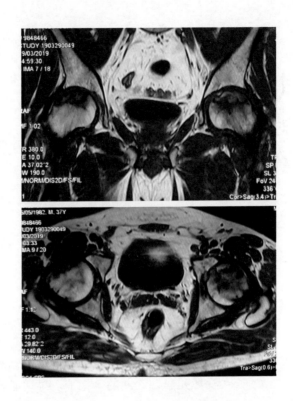

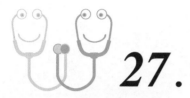

27.

MRI 发现骨髓水肿
意味着什么?

MRI 发现骨髓水肿意味着股骨头坏死已经不是早期,股骨头即将发生塌陷或者已经发生塌陷;骨髓水肿的严重程度与临床上髋关节的疼痛程度成正比,它的出现说明股骨头内静脉压力升高,静脉回流速度减慢,渗出增加,它是股骨头坏死塌陷进展相关的风险因素之一。

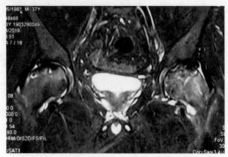

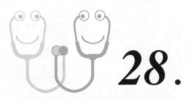

28.

X 线拍片对股骨头坏死
有什么价值?

　　X 线是目前影像学技术中成像最快、
操作最简单的技术，且价格便宜，是股骨
头坏死最常用的影像学检查方法。双侧髋
关节正位和蛙位 X 线片可以在治疗前、
治疗后以及随访时给医生提供系列快捷、
直观的影像学对比。X 线对股骨头坏死的
早期诊断作用有限，但在股骨头坏死的中
晚期还是有一定价值的，股骨头坏死的影
像学 Ficat 分期就是基于 X 线进行的。股
骨头的外形是类似大半个乒乓球的球形结
构，股骨头坏死的早期 X 线表现为股骨

头的球形结构完整，但股骨头内的骨密度不均匀。股骨头内硬化带的形成有助于识别股骨头的坏死边界。股骨头的球形结构丧失，说明股骨头已经发生塌陷；股骨头与髋臼的关节间隙狭窄，说明股骨头的软骨已经退变；股骨头与髋臼的对合不和谐，提示髋关节可能发生半脱位。

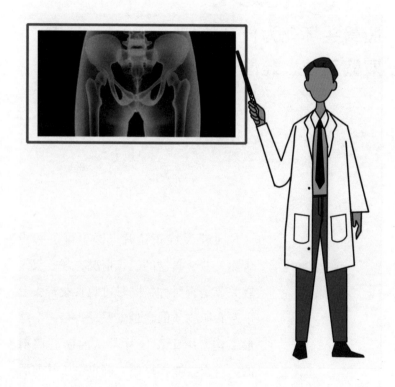

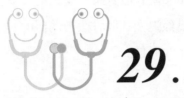

29.

股骨头坏死为什么要拍
双髋正位、蛙位 X 线片？

通过 X 线正位片，医生可了解患
者髋关节、骨盆的发育情况，观察双侧
髋关节是否对称，同时可观察股骨头上
下左右矿物质的含量。股骨头是一个球
形结构，由于正位片是从前向后照射
的，有重叠遮挡现象，确定不了其前后
位置关系，而采用蛙位拍摄 X 线片时，
患者的髋关节处于像青蛙双后肢一样的
位置，可以从内向外照射，弥补正位片
的不足，较好地确定病变的前后位置，

特别是可以识别坏死股骨头的外侧或前侧是否发生塌陷。

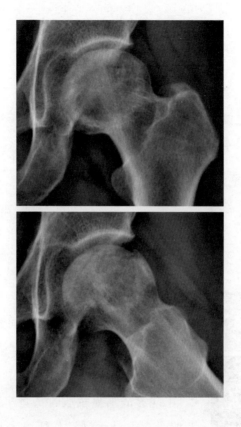

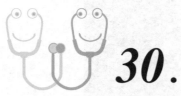

30.

CT 对股骨头坏死的诊断
有什么帮助?

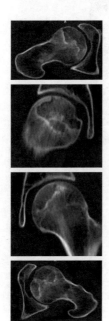

  CT 检查对骨密度及空间的分辨率较高,可开展多层面扫描和三维重建,便于从多角度对股骨头病变进行仔细观察。CT 能够清晰显示股骨头骨小梁的改变,股骨头内骨小梁星芒征消失是 CT 可最早发现的股骨头坏死的表现。股骨头坏死发生后如股骨头的球形结构仍完整,但 CT 上显示股骨头的骨皮质断裂,则提示股骨头已经发生塌陷。

31.

MRI、CT 是否可以
取代 X 线?

MRI 和 CT 不可取代 X 线。X 线、CT、MRI 是股骨头坏死最常用的影像检查手段，X 线具有安全性高、操作简单、费用低等优势，能够较全面地反映患者股骨头及其周围结构的情况，有利于医生对患者髋关节的病情进行基本评估。CT 对人体软组织的成像效果比较差，与 X 线相比，虽然 CT 可以进行股骨头的三维和薄层扫描，但所含的辐射剂量更大，因此股骨头坏死治疗后连续多次的系列复查首选 X 线。MRI 对股骨头骨髓的信号敏感，是目前诊断早期股骨头坏死的金标准。但是 MRI 设备较为昂贵，检查费用比较高，而且成像时间比较长，需要预约时间检查，另外体内植入金属物的患者应如实告知医生，由医生决定是否采用 MRI 检查。

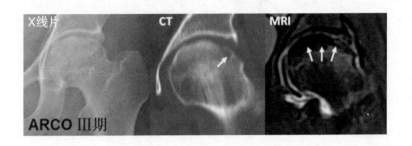

32.

什么情况下需要进行
核素扫描检查?

进行核素扫描检查需要将能被骨和关节浓聚的放射性核素（如^{99m}Tc、^{113m}In）从静脉注射入体内，使骨和关节显像。核素扫描对早期股骨头坏死的诊断有价值，能比X线更早发现病变。如核素扫描显示股骨头放射性元素聚集减少，则说明股骨头的血液供应减少。一般情况下，首选MRI用于股骨头坏死的早期诊断，但如果患者有禁忌证（如体内装有心脏起搏器、非肽类人工金属假体，患有严重中风或其他病变合并出血等），不适宜做MRI

检查，或者想了解是否有全身多发早期骨坏死病灶，则选择
核素扫描检查比较有价值。

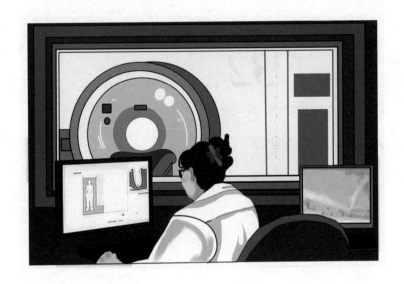

33.

为什么说股骨头坏死一旦出现
疼痛就不是早期了?

股骨头坏死患者常常因为疼痛而来医院就诊,疼痛的部位多为髋关节腹股沟中点、臀部或大腿近侧,可放射至膝部。大多数早期的股骨头坏死无明显症状,出现疼痛往往是股骨头将要塌陷的信号,其原因是随着机体对坏死骨的修复,在死骨与活骨之间或死骨与死骨之间会出现骨小梁断裂,进而在应力作用下波及软骨下骨,造成软骨下骨骨折而出现疼痛。当无症状股骨头坏死的患者突然出现髋部疼痛或其他症状突然加重时，通常与股骨头塌陷的发生有关，提示股骨头坏死已不是早期。

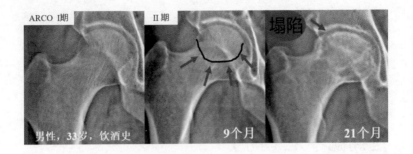

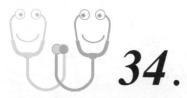

34.

股骨头坏死的分期分型
有什么意义? 常用的
分期分型有哪些?

股骨头坏死患者的情况千差万别,相应的治疗方法和成功保髋的概率也不同。对股骨头坏死进行分期分型的目的是指导临床医生制订个体最优化的治疗方案,以判断预后,评估疗效。

股骨头坏死的分期分型包括 Marcus 分期(1973 年)、Sugioka 分期(1976 年)、Ficat 分期(1980 年)、修正 Ficat 分期(1985 年)、Ohzono 分型(1991 年)、ARCO 分期(1992 年)、Steinberg 分期(1995 年)、日本骨坏死研究会

（Japan Research Institute，JIC）分型（2001 年）、蛙式侧位分型（2009 年）、中日友好医院（China-Japan Friendship Hospital，CJFH）分型（2012 年）、中国分期（2015 年）等。

目前国际上常用的分期有 Ficat 分期、Steinberg 分期、ARCO 分期、中国分期，常用的分型有 JIC 型、CJFH 分型等。

Ficat 分期以 X 线片表现作为判断依据，具有简单便捷的特点。Steinberg 分期在 Ficat 分期的基础上补充了 MRI 的表现。ARCO 分期在 Steinberg 分期的基础上结合了 MRI 定量分期。JIC 分型同样以 Ficat 分期为基础，对Ⅱ期和Ⅲ期进行细分，并通过坏死区位置、范围和关节面破坏情况对预后进行判断。CJFH 分型重视对坏死部位的划分，使治疗更个体化、科学化。

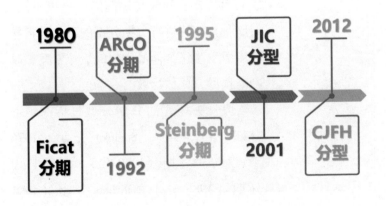

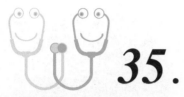

35.

股骨头坏死为什么会发生塌陷？
其病理本质是什么？

股骨头坏死的病理变化比较复杂，
早期的缺血性坏死和后期的修复，两者
不能截然分开。正常的骨组织及骨结构
使股骨头有足够的生理强度以承载髋关
节较大的应力，股骨头坏死时，由于坏
死骨和新生骨的强度不同于正常骨，以
及股骨头骨量减少、骨结构遭到破坏，
因此股骨头的机械强度降低。此时如髋
关节承重，可引起股骨头骨小梁微骨
折，当微骨折超出骨修复能力时，股骨

头就会发生塌陷变形。塌陷常发生在坏死骨与正常骨交界处。其病理本质是微骨折。

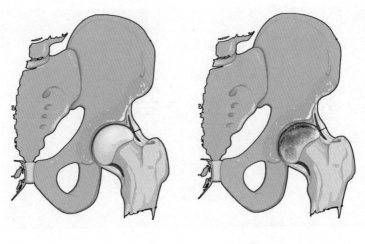

正常髋关节　　　　　　　股骨头坏死、塌陷

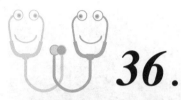

36.

"围塌陷期"的内涵是什么？
其与股骨头坏死的分期分型
是什么关系？

　　广东省中医骨伤研究院何伟教授提出的"围塌陷期"是指股骨头坏死塌陷发生前后的一个时期，这也是股骨头坏死选择保髋干预的最后时期，因为随着病情的进展，股骨头进一步塌陷，保髋的成功率会大大降低。围塌陷期是对现有的股骨头坏死常用分期分型的一种补充，可以动态地、整体地把握股骨头坏死的病理发展过程。围塌陷期具体包括塌陷前期和塌陷后早期，髋关节疼痛

的时间在 6 个月内，ARCO 分期为 Ⅱ 期或塌陷 <2mm 的 Ⅲ
期，JIC 分型为 B 型和 C 型。

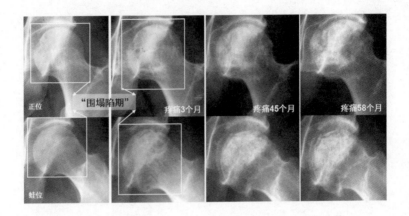

37.

认识围塌陷期有什么临床意义?

塌陷是股骨头坏死的重要病理改变,塌陷与否是选择如何保髋的重要依据。对于围塌陷期的患者,医生可根据影像学、疼痛时间、关节功能、患者年龄等进行综合考量,选择是否进行保髋以及合适的保髋方法。通过围塌陷期理论的指导,医生既可提高股骨头坏死的保髋成功率,又可对患者的预后进行一定程度的判断以作出相应的处理,从而大大减少患者的痛苦,节省医疗费用。因此,围塌陷期对指导股骨头坏死的保髋治疗具有重大临床意义。

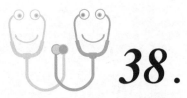

38.

股骨头塌陷与疼痛
有什么关系?

疼痛往往是塌陷发生的信号。大量临床现象表明,股骨头坏死在塌陷前绝大多数不发生疼痛,一旦发生疼痛,往往提示股骨头内骨质结构已经出现了断裂,甚至塌陷。骨髓水肿是股骨头内骨折、塌陷及疼痛相关的重要影像学表现。骨髓水肿越严重,疼痛程度越大,塌陷进展越快;相反,骨髓水肿减轻,疼痛就会减轻,塌陷进展就会变得缓慢甚或不发生塌陷。

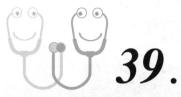

39.

哪些类型的股骨头坏死
容易发生塌陷?

　　从病因上看，激素性股骨头坏死比创伤性股骨头坏死和酒精性股骨头坏死更容易发生塌陷。大部分激素性股骨头坏死患者由于有基础疾病，需要长期服用糖皮质激素，容易引起骨质疏松，因此在负重的情况下更容易发生塌陷。从临床表现看，有疼痛症状的股骨头坏死比无症状的股骨头坏死容易发生塌陷。从影像学的坏死范围看，坏死面积越大，塌陷发生的风险越高。从坏死部位看，前外侧壁是股骨头的力学承重结构，坏死部位累及前外侧壁，承重柱受到破坏，则容易发生塌陷，因此坏死部位位于前外侧壁者，较坏死部位在后内侧壁和股骨头中央者发生塌陷的风险高。大量临床观察表明，若坏死部位累及前外侧壁，无论坏死范围大还是小，均容易发生塌陷。

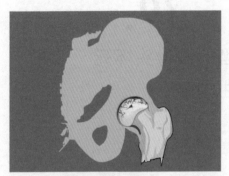

激素性股骨头坏死

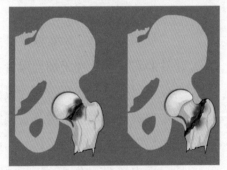

创伤性股骨头坏死

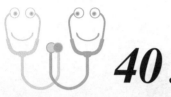

40.

塌陷对股骨头坏死修复
有什么影响？

人体有自我修复的本能，股骨头出现坏死的同时自身的修复机能也开始启动，但如果没有及时给予干预，其自身较弱的修复力量就无法阻止股骨头坏死的进程。如果股骨头坏死后出现塌陷，且饮酒、使用激素、重体力劳动等加重病情的因素一直存在，则塌陷后的病情就会更快地加重。塌陷发生后，不平整的关节面受到的持续磨损造成的损伤会进一步阻碍股骨头自身修复的速度，从而导致病情进展迅速，出现关节畸形、关节炎甚至双下肢不等长的情况，患者的生活质量就会大打折扣。因此，有效地预防塌陷或使塌陷稳定，为股骨头自身的修复创造良好的条件是至关重要的。

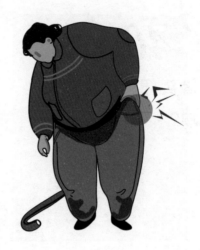

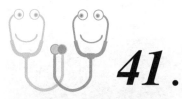

41.

塌陷对关节软骨
有什么影响？

股骨头坏死发生塌陷就如同被踩扁了的乒乓球，股骨头会失去它原有的球形结构以及弹跳能力。塌陷会对髋关节的活动功能造成一定的影响。首先，塌陷出现后，股骨头正常的光滑球形结构被相对粗糙的球面所取代，粗糙的球面持续地对关节软骨产生磨损刺激，造成难以逆转的损伤，可使软骨变薄、出现皱褶、破裂、分离、失去弹性甚至软骨下骨裸露。随着塌陷进展，关节软骨损伤带来的疼痛会使患者髋部难以承受负重，髋关节功能进一步下降。其次，塌陷后关节软骨会因为关节面的不断磨损、刺激、损伤而出现骨质增生、关节炎等关节退变的情况，严重者会出现下肢短缩、髋关节畸形等疾病后期的表现。

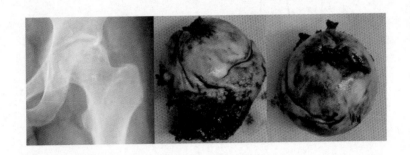

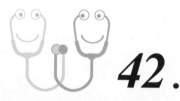

42.

塌陷对髋关节有什么影响？

股骨头坏死塌陷后最终会导致受累的髋关节出现疼痛加重、活动受限、跛行，严重者会出现行走困难或丧失劳动能力。髋关节是一个杵臼关节，塌陷后股骨头的球形结构丧失，与半凹形的髋臼不匹配，就会引起髋关节不稳定或半脱位、股骨头的软骨磨损和骨质增生，最终导致髋关节的骨关节炎。

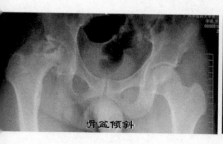

骨盆倾斜

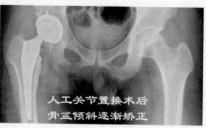

人工关节置换术后骨盆倾斜逐渐矫正

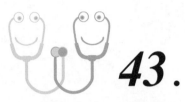

43.

如何区分股骨头坏死与
髋关节骨关节炎?

股骨头坏死是起源于骨组织的疾病,病情进展到Ⅳ期(也称为关节炎期)时,会出现股骨头变形,髋关节间隙狭窄或消失,股骨头和髋臼骨质增生,这与髋关节骨关节炎的晚期表现类似。但股骨头坏死的 CT 表现为股骨头硬化并有囊性变,且囊性变多远离软骨下骨。

髋关节骨关节炎是起源于软骨组织的疾病,分为原发性和继发性。原发性髋关节骨关节炎病因不明确,多发生在 50 岁以上肥胖者,常为多关节受损,起病缓慢，早期可出现患侧髋关节僵硬，活动之初和过度活动后均可发生髋关节疼痛、跛行。X线早期表现为股骨头微小骨赘形成，继而负重区关节间隙变窄，软骨下散在多个小囊性变，周围骨质硬化。关节炎的囊性变多位于负重区软骨下骨对应区域，发生骨关节炎的股骨头轮廓变形不严重，以关节间隙狭窄为主。而发生坏死的股骨头塌陷变形严重，其次才是关节间隙狭窄。髋关节发育不良继发骨关节炎的X线表现为髋臼发育浅，对股骨头包裹不全，不对称关节间隙变窄且常伴有髋臼对应区出现硬化或囊性变，股骨头变形但无明显节段性塌陷。

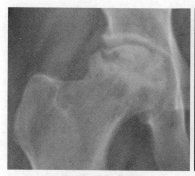
股骨头坏死

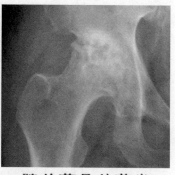
髋关节骨关节炎

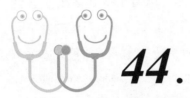

44.

如何区分股骨头坏死与
股骨头骨软骨损伤?

股骨头骨软骨损伤是指股骨头的软骨和软骨下骨的局部损伤,是由急性创伤和多种慢性疾病引起的股骨头形态学改变,多见于无明显外伤史的60岁以上患者,或长期从事剧烈运动的中青年,如运动员、军人。表现为突然发作的髋部疼痛,不能行走,关节活动受限。X线示股骨头外上部稍变扁;MRI 表现为 T1WI 及 T2WI 软骨下低信号线及周围骨髓水肿,

T2WI 脂肪抑制像出现片状高信号。

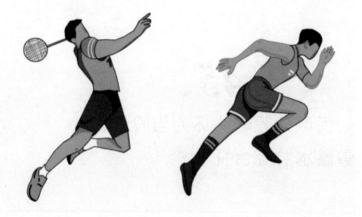

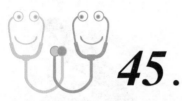

45.

如何区分股骨头坏死与股骨近端骨髓水肿综合征？

股骨头坏死与股骨近端骨髓水肿综合征均有患侧髋部疼痛、跛行及活动障碍，需通过 MRI 进行鉴别。股骨头坏死行 MRI 检查时可见股骨头内带状低信号，ARCO Ⅰ 期和 Ⅱ 期的早期一般不伴发骨髓水肿，ARCO Ⅱ 期的晚期或 Ⅲ 期常伴发骨髓水肿，ARCO Ⅳ 期骨坏死修复稳定时骨髓水肿减轻或消失，这与股骨近端骨髓水肿综合征几乎全程可见骨髓水肿不同。

股骨近端骨髓水肿综合征是指在股骨头近端发生骨髓水肿变化而不影响周围关

节间隙的自限性疾病，也称为股骨头一过性骨质疏松症。发病原因不明确。好发于 40 岁左右的中年男性、妊娠晚期的妇女及产妇，为单侧发病。X 线常表现为股骨颈甚至大转子部骨量减少，MRI 主要表现为 T1WI 均匀低信号，T2WI 及脂肪抑制序列见股骨头至股骨颈及大转子部片状均匀一致的高信号，无股骨头坏死的带状低信号。病灶可在 3 ～ 12 个月内消散，大部分无后遗症，少数患者会进展至股骨头坏死。

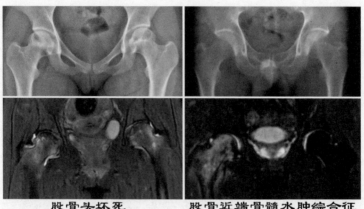

股骨头坏死　　　　　股骨近端骨髓水肿综合征

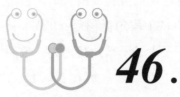

46.

如何区分股骨头坏死与髋关节色素沉着绒毛结节性滑膜炎?

髋关节色素沉着绒毛结节性滑膜炎不常见,好发于 15 ～ 30 岁男性,表现以髋关节的轻中度疼痛伴跛行,早、中期关节活动轻度受限为特征。CT 及 X 线表现为股骨颈或髋臼皮质骨受侵蚀,关节间隙轻中度变窄,MRI 表现为广泛的滑膜肥厚,在 T1、T2 以及质子像上均表现为关节内低信号的结节性肿块。这是由于含铁血黄素沉积造成的。根据以上特征可与股骨头坏死相区别。

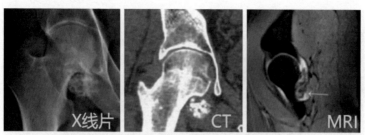

髋关节色素沉着绒毛结节性滑膜炎

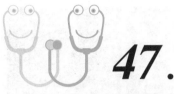

47.

如何区分股骨头坏死与强直性
脊柱炎累及髋关节?

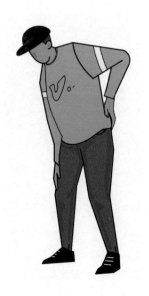

　　强直性脊柱炎累及髋关节是强直性脊柱炎后期的表现。强直性脊柱炎有遗传倾向，常见于15～30岁男性，累及髋关节时表现为髋关节疼痛并逐渐加重，功能逐渐丧失呈强直状态。X线表现为普遍骨质疏松，股骨头保持圆形而关节间隙狭窄、消失甚至融合，软骨下可见虫蚀样细小囊性改变，破坏区常限于表面骨质；双侧骶髂关节面破坏，关节间隙模糊或消失。部分患者可因长期应用皮质类固醇类药物而并发股骨头坏死，股骨头可出现塌陷但往往不严重。90%的强直性脊柱炎患者血清检测人类白细胞抗原 B27（HLA-B27）阳性。另外，是否具有强直性脊柱炎病史也是区分股骨头坏死与强直性脊柱炎累及髋关节的关键。

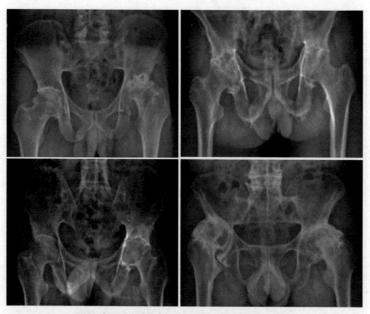

强直性脊柱炎累及髋关节

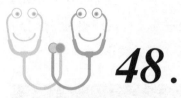

48.

如何区分股骨头坏死与类风湿性
关节炎累及髋关节?

股骨头坏死与类风湿性关节炎累及髋关节都存在髋关节疼痛、活动受限、跛行等症状;类风湿性关节炎累及髋关节的早期 CT 显示为关节间隙均匀一致的狭窄,髋臼与股骨头软骨及软骨下骨有侵蚀。股骨头坏死晚期才会出现关节间隙变窄等关节炎的表现。类风湿性关节炎是一种风湿病,多见于 40 ～ 60 岁女性,表现为晨僵持续时间大于 1 小时,掌指关节最先发病,对称性多关节疼痛伴关节畸形,滑膜炎、血管翳形成,然后逐渐出现关节软骨和骨的破坏，最终导致关节畸形和功能丧失；关节外的表现为心脏、呼吸系统、肾脏、神经系统、消化系统等多器官及系统受累，血清检测类风湿因子多为阳性。

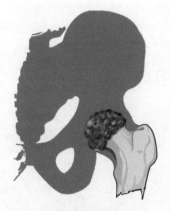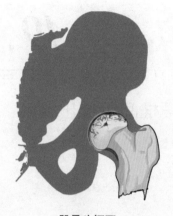

类风湿性关节炎 　　　　　　　股骨头坏死

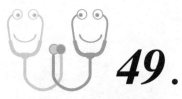

49.

如何区分股骨头坏死与
腰椎间盘突出症？

　　腰椎间盘突出症比股骨头坏死更常
见，是腰椎间盘病变或外伤等引起的，发
病部位在腰部，以腰 3/4、腰 4/5、腰 5/
骶 1 椎间盘好发。股骨头坏死常见的病因
为髋部外伤、长期酗酒或大剂量使用糖皮
质激素。腰椎间盘突出症临床表现为腰部
疼痛，一侧或双下肢麻木、疼痛，可伴有
感觉障碍和肌力下降，直腿抬高试验及其
加强试验阳性或股神经牵拉试验阳性。股
骨头坏死的发病部位在髋部，表现为髋关
节或大腿近侧疼痛，可放射至膝部，髋关

节活动受限，4 字试验阳性。腰椎 MRI 检查可以明确腰椎间盘是否病变以及病变的节段。股骨头坏死的髋关节 MRI 检查可明确早期股骨头坏死病灶。

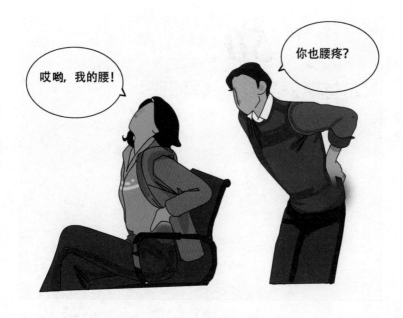

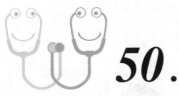

50.

佩尔特斯病与股骨头坏死是
同一种病吗?

佩尔特斯病(Perthes disease)与股骨头坏死不是同一种病。佩尔特斯病即股骨头骨骺骨软骨病,也称儿童股骨头骨骺炎,而股骨头坏死一般是指成人股骨头坏死。佩尔特斯病病因不明确,发病年龄一般为3~12岁,以4~7岁最为多见。病程持续时间通常为2~4年,为自限性疾病,一般会经历滑膜炎症、坏死、碎裂、修复、愈合5个病理过程。X线表现:①初期,死骨形成,股骨头骨骺相对较小、密度明显增加,内侧关节间隙增宽,近端干骺端有低密度影，骺板模糊。②碎裂期，死骨逐渐被吸收，持续时间一般为 1 ～ 2 年。软骨下骨折（新月征），骨骺呈碎片状，股骨头轮廓难以辨认，骨骺密度不均匀。③修复期，骨骺重新开始骨化，股骨头形状变得清晰，密度开始恢复。④痊愈期，根据坏死严重程度，股骨头可能接近正常或表现为关节面变平，股骨头、股骨颈变宽。

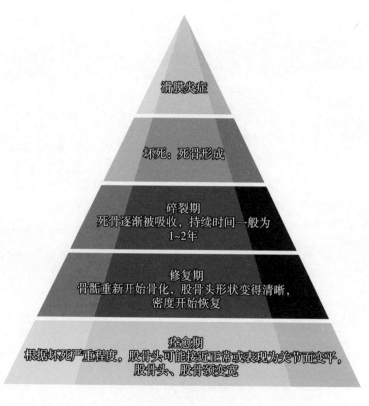

滑膜炎症

坏死：死骨形成

碎裂期
死骨逐渐被吸收，持续时间一般为
1~2年

修复期
骨骺重新开始骨化，股骨头形状变得清晰，
密度开始恢复

痊愈期
根据坏死严重程度，股骨头可能接近正常或表现为关节面变平，
股骨头、股骨颈变宽

佩尔特斯病的病理过程

股骨头坏死的保髋
治疗

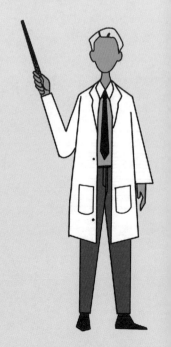

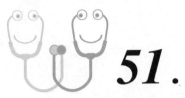

51.

什么是股骨头坏死的
保髋治疗?

       相对于换髋（髋关节置换）而言，保髋治疗是指保留患者自身髋关节的治疗方法。保髋的目标是维持股骨头形态，促进股骨头内修复，并在修复过程中避免塌陷的发生。常见的保髋治疗包括非手术保髋与手术保髋。中医药治疗是最常见的非手术保髋方法，冲击波治疗是被证实可以促进坏死骨修复的有效物理治疗方法，运动疗法有助于恢复关节功能。对于临床中评估有塌陷风险或已经塌陷的股骨头坏死，可以采用手术保髋方法治疗，虽然近年来随着生物学材料的进步，在各种保髋手术基础上延伸出了不同的治疗方法，但手术保髋的核心操作仍为清除死骨、植骨，并进行有效支撑，以维持股骨头内生物力学的稳定，最终促进骨修复来达到保髋的目标。

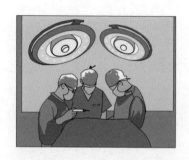

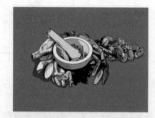

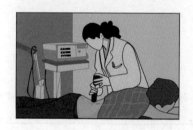

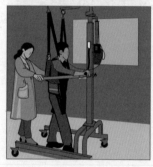

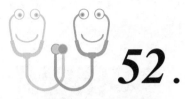

52.

人工髋关节置换已经很成熟，塌陷后股骨头坏死为什么还要保髋？

虽然人工髋关节置换已经很成熟，但其远期的人工关节磨损、松动等问题仍然无法避免，年轻患者活动量相对较大，过早进行髋关节置换，以后可能需要经历多次髋关节翻修。对于塌陷后的股骨头坏死，如果仍处于塌陷早期，软骨退变不严重，仍然可以通过手术保髋来恢复股骨头的正常形态，促进骨修复。对于年轻患者而言，保髋手术成功可以让患者的髋关节继续使用 10 ～ 20 年甚至更久，相当于 1 个关节置换周期。

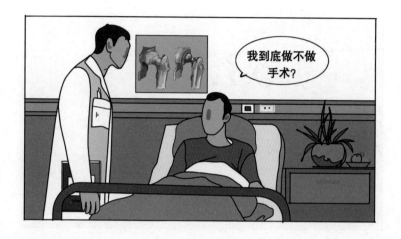

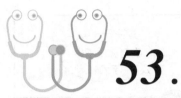

53.

为什么不主张用止痛药
治疗股骨头坏死?

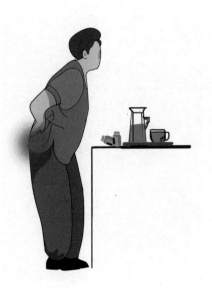

股骨头坏死首次出现
疼痛往往预示着股骨头内
不稳定,可能已经出现骨
折。疼痛逐渐加重,提示
股骨头已经发生塌陷。使
用止痛药可抑制疼痛而出
现病情好转的假象,从而
耽误疾病的诊治,使塌陷
更加严重,逐步进入髋关
节骨关节炎的病程。

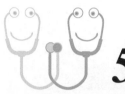

54.

儿童股骨颈骨折后何时下地、何时弃拐？

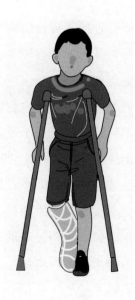

儿童股骨颈骨折后下地和弃拐的时间取决于骨折愈合的时间及是否并发骨坏死。临床中建议定期复查 X 线片以判断骨折愈合情况，并在治疗后 3 个月及 6 个月各做一次 MRI，以判断是否发生骨坏死，如果发生骨坏死则建议延长限制负重的时间。

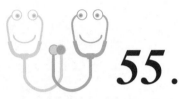

55.

中青年股骨颈骨折后何时下地、何时弃拐？

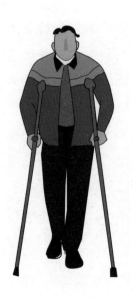

　　中青年股骨颈骨折行内固定术后 2 天即可扶拐下地，但 3 个月内要避免患侧肢体负重。应定期复查 X 线片以判断骨折愈合情况，并在术后 3 个月及 6 个月各做一次 MRI，以判断是否发生股骨头坏死。如果发生股骨头坏死，则需延长限制负重的时间，尽早评估塌陷风险，积极采取有效的保髋治疗方法，预防塌陷发生或阻止塌陷进展。

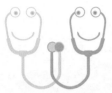

56.

股骨颈骨折后及时服用中药能否
避免股骨头坏死的发生？

股骨颈骨折后出现股骨头坏死的原因众说纷纭。目前没有足够的临床证据支持年龄、骨折类型、关节囊内压力、复位方法、损伤、手术间隔的时间等因素是导致股骨颈骨折后股骨头坏死的直接原因，因为无移位的股骨颈骨折发生股骨头坏死的也不少见。因此，中药能否预防股骨头坏死的发生尚不明确。对于已经出现股骨头坏死的患者，若无明显临床症状，可在立即服用中药的同时给予保护性负重（即扶拐，使患肢进行无负重行走），这可能有利于坏死的修复。若经精准评估后仍存在较大的塌陷风险，应尽早进行保髋手术干预，同时配合服用中药及保护性负重，以延缓甚至避免塌陷。

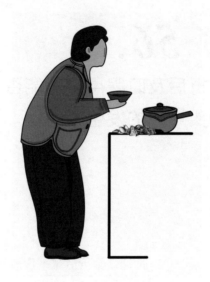

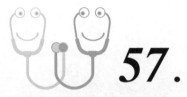

57.

股骨颈骨折并发股骨头坏死后，
尽早取出内固定是否
有利于坏死修复？

股骨颈骨折并发股骨头坏死后，若
没有临床症状，股骨头也未发生塌陷，
就不要取出内固定。如果取出内固定，
则可能改变股骨头内的生物力学稳定
性，从而导致塌陷的发生。因此，一旦
确诊股骨头坏死，可立即服用中药，同
时给予保护性负重，以利于骨坏死的修
复。可每 3 个月复查一次髋关节正位片
和蛙位 X 线片，观察股骨头修复情况。
当出现髋部临床症状，X 线片提示有清

晰的硬化带出现时，应精准评估塌陷风险。对有塌陷风险的
患者，应争取时机尽早行保髋手术干预。

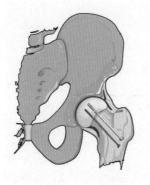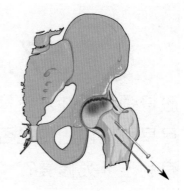

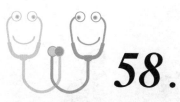

58.

股骨颈骨折后一旦并发
股骨头坏死是否意味着
预后一定不好?

股骨颈骨折并发股骨头坏死并
不意味着预后不佳,只要及早确诊,
在专科医生指导下积极治疗,非手
术保髋也能取得非常好的临床疗效。
如果在治疗过程中出现髋部的临床
症状,结合影像学信息,有塌陷风
险或已经发生塌陷,经评估后尚有
保髋时机,则应积极进行保髋手术
治疗,以避免塌陷的发生或阻止塌

陷进展，临床可取得良好的疗效。

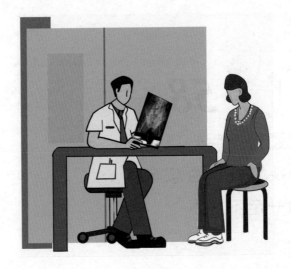

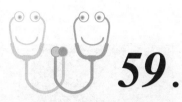

59.

什么是股骨头坏死非手术保髋?
其常用方法有哪些?

非手术保髋治疗是一种综合性的治
疗,即采用非手术治疗促进骨坏死的修
复,以保留患者自身股骨头的方法。常用
的非手术保髋方法包括保护性负重、药物
治疗、物理治疗、运动疗法。药物治疗主
要以中药治疗为主,以活血通络法为原
则,包括中药的内服和外用;西药以降血
脂、抑制破骨细胞活性为原则,但缺乏临
床证据支持。物理治疗包括冲击波治疗、
磁疗、热疗、电疗等,对缓解症状有一定
帮助。手法按摩、牵引、针灸、小针刀等

具有中医特色的治疗方法，仍然缺乏临床证据支持。运动疗法主要是通过某种功能操来训练肌肉力量，起到改善关节功能的作用。

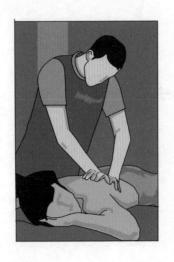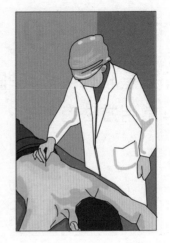

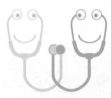

60.

是否所有的股骨头坏死
都应首先采用非手术保髋，
无效后再考虑手术保髋？

对于股骨头坏死患者，应该尽早结合
病史，采用 X 线、CT、MRI 等检查手段
进行塌陷风险的综合评估，对于没有塌陷

股骨头没有塌陷　　　　**股骨头已塌陷**

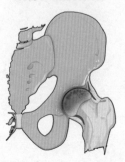　　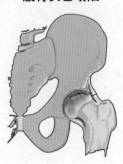

风险或塌陷风险低的患者可以先采用非手术保髋的方法。对于塌陷风险高的患者，不应一味要求非手术保髋，而应该根据实际情况积极干预，以期获得最佳的临床效果。

61.

股骨头坏死非手术保髋
适合哪些患者?

股骨头坏死非手术保髋适合以下患者:①股骨头尚未塌陷,经临床评估没有塌陷风险或塌陷风险较低的患者;②因身体原因无法进行手术的患者。对于已经发生塌陷的股骨头坏死患者,如果股骨头得到一定的修复,髋关节重新获得稳定,也可以采用非手术保髋的方法。

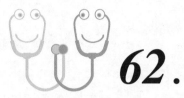

62.

股骨头坏死塌陷后是否都不适合非手术保髋?

　　部分患者在股骨头坏死塌陷后，股骨头得到部分修复，髋关节重新获得稳定，沈通氏线连续，股骨头和髋臼关系匹配，没有骨盆倾斜，临床症状减轻，即可"带塌陷生存"，这部分患者可以进行非手术保髋。笔者通过临床观察发现，"带塌陷生存"患者是股骨头前外侧壁保留了部分正常骨质的患者，其髋关节可以承载一部分应力，积极治疗后，骨坏死在一定时间内能得到充分修复，髋关节逐渐稳定，能维持接近正常的关节功能，患者可以正常使用自身的髋关节。

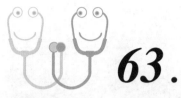

63.

股骨头坏死塌陷是否
都必须进行关节置换?

临床上有一部分患者,其股骨头坏死塌陷后,髋关节稳定性并没有丧失,这部分患者随着股骨头的修复重建,症状会减轻甚至消失,仍然可以获得良好的髋关节功能,能满足患者日常生活和工作的需求。因此,并不是所有股骨头塌陷的患者都需要进行关节置换。然而,若骨坏死未得到较好的修复,股骨头将进一步塌陷,股骨头周边会出现骨赘,并发展为骨关节炎,出现疼痛加重、髋关节功能障碍，严重影响日常生活和工作，此时可以行人工髋关节置换术治疗。

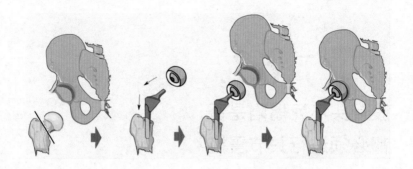

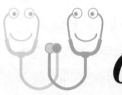

64.

中医药治疗股骨头坏死的
作用机制是什么?

股骨头坏死的发病机制尚不清楚,其发生发展与破骨细胞、成血管细胞和成骨细胞之间的联动变化密切相关。中医药为股骨头坏死的保髋治疗提供了许多新的思路,逐渐受到医学界的重视。"瘀去、新生、骨合"理论是中医学关于骨修复的关键理论,也是中医治疗股骨头坏死的理论依据和指导思想,祛瘀、活血及补肾中药为基于这一理论治疗股骨头坏死的常用中药。从细胞层面来看,祛瘀、活血及补肾中药治疗股骨头坏死的作用机制分别为：促进死骨吸收和破骨细胞表达，促进成血管细胞动员和血管新生，促进成骨细胞表达。由于相关的基础研究尚不完善，对上述有关股骨头坏死常用中药作用机制的认识，还有待进一步的研究来证实。总之，尽管中国南北地域、气候、人的体质等存在差异，各医家对股骨头坏死的病机理解不同，其遣方用药有差异，但都离不开"血瘀证贯穿股骨头坏死始终"这一重要病机。

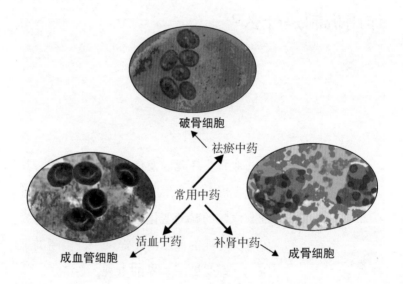

破骨细胞

祛瘀中药

常用中药

活血中药   补肾中药

成血管细胞   成骨细胞

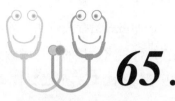

65.

冲击波在股骨头坏死保髋中的作用是什么?

冲击波治疗是近年来兴起的治疗方式。冲击波是一种有效的力学能量刺激,其经过介质传播,可发挥空化作用,产生拉伸力和剪切力,理论上可以达到对组织细胞的无损伤刺激,激活组织细胞的修复机制。冲击波最早被用于泌尿系统结石的治疗,其原理为将大块的结石用冲击波能量击碎成小块,然后通过尿道排出体外。治疗股骨头坏死的原理也是如此。股骨头坏死产生的坏死骨(可以看作大结石)不能排出体外(股骨头是封闭的),只能靠人体自我修复（将坏死骨吸收掉），但是大块的坏死骨在一定时期内难以吸收完全，所以用冲击波将其击碎成小块，同时造成股骨头内出血，这样可以加快吸收，从而使坏死骨的修复进程加快。需要注意的是，在冲击波治疗股骨头坏死的整个疗程中，患者需要扶双拐保护性负重，目的是让股骨头内的坏死骨在稳定的环境中被吸收，病灶区再形成新骨，以避免塌陷。

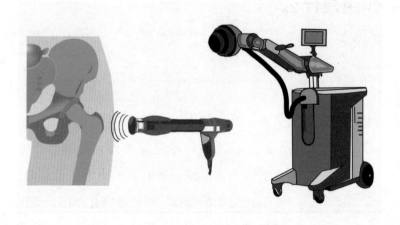

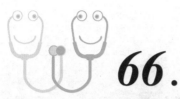

66.

运动疗法在股骨头坏死保髋中的作用是什么？

运动疗法能以动制痛，动可实现髋关节模造，促进关节滑利，改善功能，缓解疼痛。保髋治疗不仅应注意髋关节受力的相对稳定性，使患部得到较好休息，同时，也必须使髋关节得到适时、适度的应力刺激，以获得再造应力。再造应力对受损股骨头的修复具有重要意义。

在临床实践中，再造应力主要来源于正常生理活动和医生指导下的有针对性的运动练习，这些运动练习统称为功能锻炼。因此，髋关节的功能锻炼不仅是训练肌肉的方法，也是非手术保髋不可缺少的治疗手段。

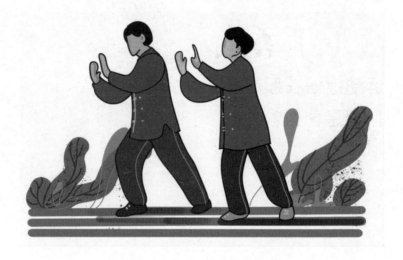

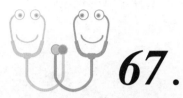

67.

保髋治疗期间保护性负重
有哪些具体方法?

　　保髋治疗期间保护性负重主要是辅助以轮椅、拐杖、手杖，根据具体的保髋方法决定所需要的工具、保护性负重持续的时间及负重的程度等。一般情况下，按以下标准选择工具：双侧同时进行保髋手术、对有塌陷风险的双侧股骨头坏死患者进行非手术保髋治疗，需要辅助轮椅；单侧进行保髋手术、对有塌陷风险的单侧股骨头坏死患者进行非手术保髋治疗，需要辅助拐杖；塌陷风险较低、有临床症状的股骨头坏死患者，可辅助手杖。须告知患者（以扶拐杖为例）：为了您的健康，不要怕扶拐杖不好看，什么时候去除拐杖，必须听从医生的嘱咐。当医生根据X线所显示的情况，判断股骨头已恢复足够的机械强度时，可嘱咐患者逐条去掉拐杖，或用手杖。

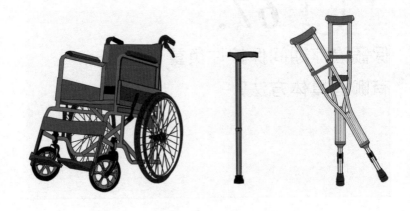

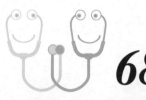

68.

中医药治疗股骨头坏死
需要注意哪些问题？

中医药是股骨头坏死保髋治疗的核心技术。在精确诊断的前提下，辨证结合辨病，进一步结合分期分型等，把握好适应

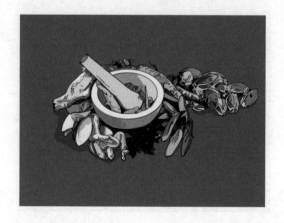

证，中医药治疗可达到促进坏死修复、缓解疼痛、改善功能的目的。根据具体病情，中医药既可作为主要治疗手段单独使用，或与其他非手术保髋方法联合应用，也可以作为保髋手术的辅助治疗方法。用药过程中要注意观察药物的不良反应。

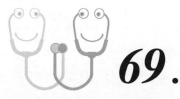

69.

股骨头坏死可选用哪些
中药制剂?

　　股骨头坏死可选用的中药制剂主要有袁氏生脉成骨片（袁浩教授发明）、复方生脉成骨胶囊（何伟教授发明），以及保髋1号、2号中药膏方制剂（何伟教授、魏秋实博士发明）。这些药物既可作为股骨头坏死非手术保髋的首选中药制剂，也可作为手术保髋的中药辅助用药。

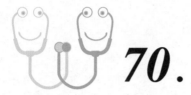

70.

为什么主张规律、长期使用中药?

股骨头坏死中药治疗的康复期很长,最短亦要 2 年。这是因为骨的修复是全身组织中最慢的,随着死骨的吸收,血管逐渐生长,新骨逐渐形成。当死骨吸收、软骨成骨时,股骨头处于软化阶段,此时为股骨头塌陷或二次塌陷的危险期,一般在中药治疗后的 8 ~ 18 个月(亦可能更早一些)出现,过了这个危险期就可以慢慢承重了。在中药治疗期间,患者还要积极进行功能锻炼，以期最终达到股骨头"死而复生"、髋关节功能满意的目的。在此期间，要每 3 个月拍一次 X 线片，以及时了解病灶恢复情况和功能康复情况。

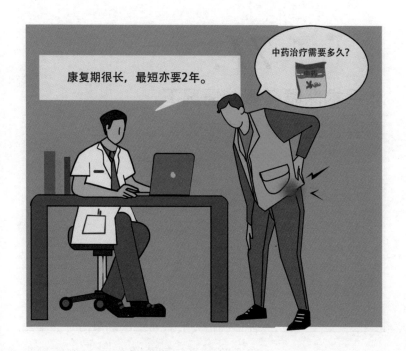

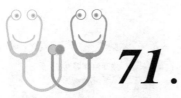

71.

非手术保髋在哪些情况下
需要拄拐？需要拄多久？

非手术保髋的患者，需要专科医生评估病情及股骨头塌陷的风险。如果塌陷风险较高，那么在接受治疗的过程中，扶拐保护是必要的，因为治疗会使坏死骨吸收和骨修复的速度加快，骨的力学性能下降，此时如果负重行走，股骨头承受的应力（负面因素）会使修复中的股骨头（正面因素）塌陷，所以拿掉负面因素是非常重要的。

拄拐的时间一般需要 3～10 个月。

在此期间要坚持扶拐，减少负重，直到骨修复到一定硬度才可脱拐。

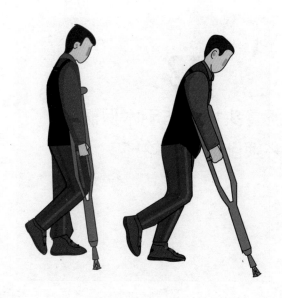

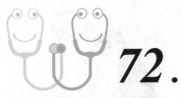

72.

双侧股骨头坏死非手术保髋是否必须卧床、坐轮椅?

　　双侧股骨头坏死选择非手术保髋的前提是双侧股骨头没有塌陷风险,此时的治疗并不需要卧床、坐轮椅,如果有疼痛不适,可以短期内辅助以拐杖负重行走。

　　如果一侧股骨头有塌陷风险,可以拄双拐行走,有塌陷风险的一侧不能负重。如果双侧股骨头均有塌陷风险,而患者坚持选择非手术保髋,则需要卧床、坐轮椅。因为股骨头坏死的修复是个极为复杂的过程,到了软骨成骨期,此时大部分患者已无疼痛,有些患者会由于死骨的吸收而产生疼痛，这些都是非手术保髋后产生的好现象，可称为"黎明前的黑暗"，此时股骨头由硬转软，千万不可负重，以防股骨头发生塌陷，必要时可卧床牵引 3 ～ 6 个月，度过这个危险期。

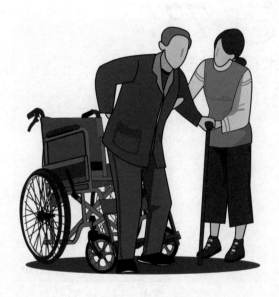

73.
非手术保髋对随访、
复查有什么要求?

　　在非手术保髋治疗的同时，建议患者接受定期随访，每 3 个月拍摄一次 X 线片（双髋正位片、双髋蛙位片），必要时可以加拍双髋 CT、MRI 片来辅助评估病情，以便医生及时评估病情的变化，给予康复指导。

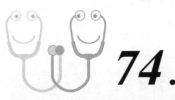

74.

非手术保髋的具体疗程是怎样的？
恢复行走需要满足哪些条件？

　　非手术保髋治疗，首先需要根据患者的病史、影像资料进行评估，根据病情确定相应治疗的疗程，包括中医药治疗、物理治疗、康复运动治疗等。以口服中药为例，3个月为1个疗程，一般需要服用4个疗程以上，根据随访情况进行调整。物理治疗和康复运动治疗需要住院，每次住院2周，每年1～2次。当随访复查判断股骨头修复稳定后，可以逐步恢复行走。

　　股骨头坏死患者恢复行走至少需要满足以下条件。

（1）股骨头基本呈圆形，死骨与囊性变完全消失。

（2）日常生活无痛，亦无发作性疼痛。

（3）髋关节活动范围恢复到屈曲 80°、外展 25°、内旋 10°、外旋 10°、内收 10°、后伸 5°。

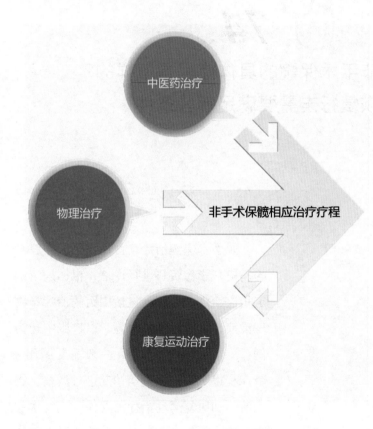

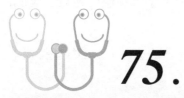

75.
如何选择非手术保髋的
适应证?

　　广州中医药大学第三附属医院在何伟教授带领下，在股骨头坏死非手术保髋适应证的选择与治疗方面取得显著成绩，尤其是以中医药为代表的非手术保髋治疗具有无创伤、无痛苦、不良反应少、方法简单、失败后不影响人工关节置换等优点，在我国易被患者接受。何伟教授团队证实，血瘀证贯穿于股骨头坏死病程的始终，不同分期、不同分型、不同病程、不同中医证型的患者均有血瘀证表现，这为活血通络疗法提供了强有力的依据。在围塌陷期理论的基础上，何伟教授团队确立了活血通络法治疗股骨头坏死的适应证，其中股骨头前壁和外侧壁均有正常骨质保留，未受坏死累及，是采取非手术保髋的绝对适应证，此时无须手术干预。

在非手术保髋治疗相对适应证的选择上，必须坚持以下三点原则。

（1）贵在"早"。首先，最理想的治疗在于预防，对可能发生股骨头坏死的高危人群，如长期大剂量使用激素的患者，可同时辨证使用补肾健骨、活血化瘀、祛痰化湿等中药祛邪扶正，标本兼治，这样有可能防止激素性股骨头坏死的发生。其次，早期治疗的基础是股骨头坏死能够得以早期诊断，尤其是在临床症状出现前，X线片表现正常，而MRI或CT能够发现异常。因此，对于股骨颈骨折患者，建议复位内固定术后3个月行MRI检查，尽早观察有无股骨头坏死；对于长期酗酒、大剂量使用激素的人群，可通过定期行MRI检查，早期发现股骨头坏死。一旦确诊，应及早开始中医药辨证治疗或同时配合部分负重或完全不负重，这样有可能取得满意疗效。

（2）贵在"挑"。发生塌陷也非中医药治疗的禁忌证。"辨塌论治"的前提是需要对股骨头坏死塌陷的发生规律与塌陷本质有一个全面、正确的认识，依据围塌陷期理论，综合考量塌陷的部位、范围、程度及再塌陷风险。对于不影响髋关节稳定的小范围（JIC分型的A、B型）、轻度塌陷（＜2mm），也可采用中医药治疗，目标在于修复坏死，缓解疼痛，维持良好功能，即"带塌陷生存"。

（3）贵在"合"。中医药等非手术保髋治疗方法强调患者与医生的合作。诊断明确后，需要患者尽可能配合戒酒、停用激素等；对于未出现疼痛的患者，可以允许其短距离自由行走、继续办公室工作，但要避免剧烈对抗性活动、跑跳运动及重体力劳动；对于坏死范围大、累及前外侧柱、塌陷风险高的人群，需要限制其行走距离，调整其生活方式和运动方式。此外，中医药治疗通常需要坚持长时间用药、门诊定期复查，因此医患双方要密切配合。

总之，股骨头坏死非手术保髋治疗要建立在早期的精确诊断基础上，有机结合临床、影像、病理资料，给予综合、动态分析，是股骨头坏死精确诊断的主要手段。在精确选择适应证的前提下，中医药治疗等股骨头坏死非手术保髋的方法前景良好。中医药治疗贵在"早""挑""合"，强调早期干预、辨"塌"论治、医患合作。

76.

股骨头坏死非手术保髋
存在哪些不足？

　　非手术保髋的适应证是比较严格的，没有塌陷风险的股骨头坏死是绝对适应证，有塌陷风险的早期股骨头坏死（无症状期）是相对适应证。早期股骨头坏死的非手术保髋治疗效果较好，但是在这个时候，患者还没有出现症状，又或者是刚刚有轻微的胯骨疼痛，活动受限的情况并不明显，因此患者此时一般不会及时前往医院就诊，这就很容易导致患者错过最佳的治疗时间，而强行非手术保髋可能会使患者的治疗走弯路。

目前没有公认的、疗效确切的非手术保髋方法，一般是引导患者改变不良生活习惯、减少负重、配合中医药治疗，或者配合一些理疗，如冲击波治疗、高压氧治疗等，但临床疗效报道不一致。虽然中医在保髋治疗方面有明显的优势，但是临床上有可能因为经验不足而导致误诊、漏诊。另外，目前临床上还没有真正可以预防塌陷的非手术保髋方案。

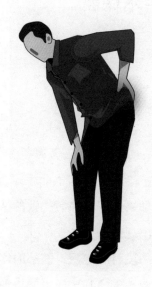

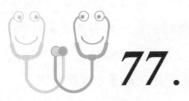

77.

如何判断非手术保髋
失败了？

　　对于采取了非手术保髋治疗的患者，如果出现了保髋失败的情况，患者往往会出现一些身体上的变化，比如患者在治疗一段时间之后，髋部的疼痛并没有减轻或者消失，甚至还可能出现疼痛感加重，另外患者的两条腿可能会有不一样长的情况出现，特别是在走路的时候，一瘸一拐的情况更加明显，严重的时候甚至不能够独立行走，下蹲、蜷腿、跷二郎腿的动作可能也难以做到。

　　当然，最佳的确诊方式就是去医院拍

片，医生可以从拍出的 X 线片上得出较为准确的结论。非手术保髋失败的标准是患者髋部疼痛加重，股骨头坏死塌陷进一步加重，出现关节间隙消失、退行性关节炎改变等。

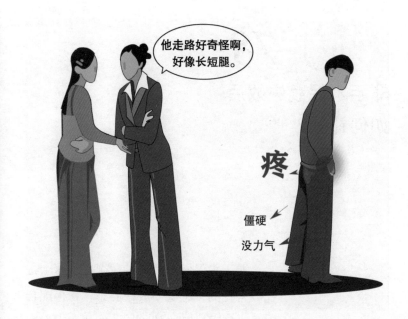

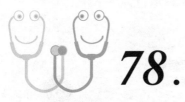

78.

非手术保髋失败后
如何补救？

　　非手术保髋失败这种情况在临床上是比较常见的，患者要放松心态，积极配合医生进行下一阶段的治疗。在非手术保髋失败以后，患者首先要做的就是避免负重，以防股骨头的塌陷进一步发展。医生需要综合患者的年龄、身体状况、影像学表现、临床表现等因素选择合适的治疗方法，通常是进行手术保髋或者人工髋关节置换。

　　目前手术保髋多以髓芯减压联合打压植骨（打压支撑植骨术）治疗为主，有时可配合富血小板血浆（PRP）等联合植骨。这些方法适用于较为年轻，且股骨头还未明显塌陷的患者。手术后需要严格执行医嘱，切不可提前负重。

　　另外，对于髋关节功能接近丧失，或者从影像学表现上看股骨头已经严重变形、关节间隙消失的老年患者，一般建议进行关节置换。

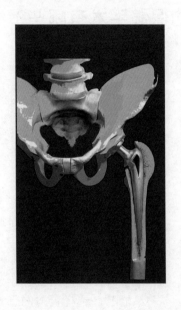

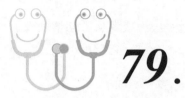

79.

当前常用的保髋手术有哪些?
效果如何?

当前国内最常用的保髋手术是髓芯减压联合自体骨或异体骨打压植骨,还有就是基于该手术的改进方案,比如配合富血小板血浆等联合植骨,这些属于微创保髋手术范畴,选择合适的患者,一般可以取得不错的短期临床疗效。还有一些手术,如经股骨粗隆旋转截骨、经大转子截骨等,难度比较大,且临床疗效目前还不是很明显,故在国内应用得还比较少。

另外,还有一种手术是配合髋关节外科脱位技术,即在不损伤股骨头血运的情况下将股骨头脱出，然后再将股骨头坏死病灶清除并打压植骨。这种手术的短期疗效显著，但有研究显示其并发症较多，如大转子截骨不愈合、异位骨化、感染、深静脉血栓、神经损伤等，因此其远期临床疗效还有待进一步验证。

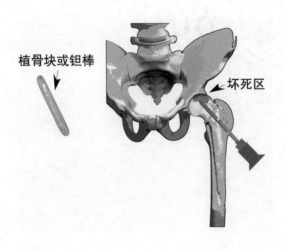

植骨块或钽棒

坏死区

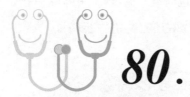

80.
手术保髋需要遵循
哪些原则?

　　选择手术保髋首先要做的就是对适应证进行判断。从患者方面来讲,手术保髋的适应证是患者的股骨头坏死进展还不到最严重的程度,但是存在较高的塌陷风险。另外,还需综合考虑患者的年龄与身体状况,如果患者年纪较轻,能够耐受手术,且修复区域有充足的血运,就可以考虑手术保髋。手术的原则是通过清除坏死骨病灶、植骨以重建股骨头的承重能力,恢复髋关节功能。植

骨后的股骨头一定要保持稳定才能修复重建，因此患者一定
要与医生紧密配合，循序渐进，万万不可提前负重。

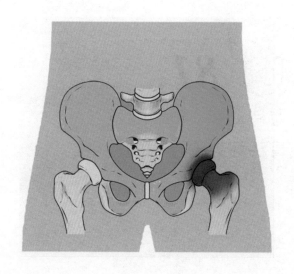

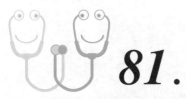

81.

如何看待 PRP、干细胞等
在股骨头坏死治疗中的应用？

PRP 在 21 世纪初就开始在骨科领域应用，其以强大的再生潜力和良好的临床效果而闻名。PRP 是通过梯度离心法从自体血中获得的血小板浓度高于基线水平的血浆部分，其可以诱导血管和骨的生成，促进骨愈合，抑制坏死灶的炎症反应，防止糖皮质激素诱导的细胞凋亡，从而治疗股骨头坏死。当前，有部分研究在探索PRP 技术与打压植骨等手术联合治疗股骨头坏死，其短期疗效不错，但是还缺少长期的临床观察结果。

干细胞是一种多元分化的细胞，可以促进股骨头坏死的修复。以骨髓间充质干细胞为例，它具有分化形成骨、软骨、脂肪、神经及成肌细胞的能力。有研究显示，骨髓间充质干细胞联合髓芯减压以及打压植骨治疗股骨头坏死有很好的短期疗效，但是其长期疗效还有待检验。

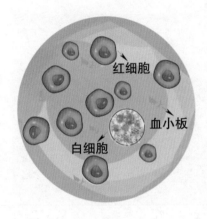
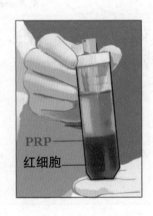

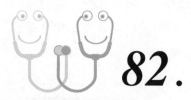

82.

如何抓住最后的
保髋时机？

对于医疗工作者来说，一定要对患者交代清楚，强调早诊断、早治疗的意义，让患者明白一旦股骨头坏死塌陷，保髋手术就失去了意义。这就要求医者对塌陷的病理机制、发生发展，以及股骨头坏死的病理状态有足够的了解，并按时对患者进行电话随访，这样才能正确地把握股骨头坏死保髋治疗的时机。

对于患者来说，一定要谨遵医嘱，配合医生的工作，保髋是一个需要医患双方共同努力的事情。患者一定要定期复查，时刻关注自己股骨头的情况。患者早期的治疗通常是以非手术保髋为主，但是一旦发现股骨头存在塌陷的风险，就需要认真考虑选择手术保髋。

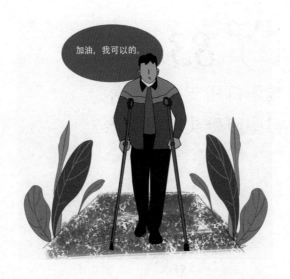

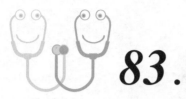

83.

髓芯减压打压支撑植骨术
适合哪些股骨头坏死患者?

髓芯减压作为一种在 1964 年就被提出的治疗股骨头坏死最常见的方法，其原理是通过髓芯减压，减轻股骨头内部的压力以缓解髋部疼痛，但单纯髓芯减压不能提供有效支撑，塌陷的风险会进一步加重，故在临床上已较少应用。现临床上采用微创保髋手术髓芯减压联合病灶清除、打压支撑植骨术治疗围塌陷期股骨头坏死，适用于小范围（≤30%）、累及股骨头前侧或外侧柱且有关节疼痛的股骨头坏死患者。其作用是清除坏死病灶，为缺损的前方或外侧提供应力支撑，恢复股骨头球形结构以及股骨头坏死区域的血运。

　　微创手术具有创伤小、痛苦少、恢复快、疗效佳、并发症少、费用低等优点。术后配合中医药治疗，临床疗效确切。

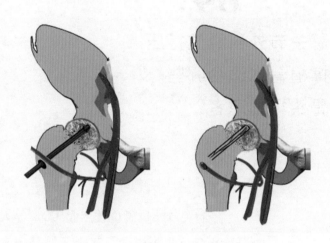

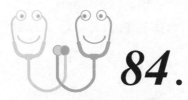

84.

经髋关节外科脱位打压支撑植骨术适合哪些股骨头坏死患者?

髋关节外科脱位技术是 Ganz 等人在
2001 年首先报道的，其刚开始是用来治
疗髋臼股骨撞击综合征的，后被用于股骨
头坏死的保髋治疗。相比传统的保髋手
术，经髋关节外科脱位打压支撑植骨术具
有暴露更充分、死骨清除更彻底、自体骨
植骨更充分、前外侧柱支撑更精确、修复
软骨更方便等优点。股骨头软骨状态是判
断是否选择该手术的关键。对于 45 岁以
下且塌陷时间（疼痛时间）短（小于 6
个月）、累及股骨头前外侧柱、软骨状态

相对较好的股骨头坏死患者，可以选择该手术进行保髋治疗，在打压植骨的同时修复软骨。但是对于软骨破坏严重，已经不能再进行修复的患者，通常只能行人工全髋关节置换术。

开放式保髋手术虽然创伤较大，但术后配合中医药治疗，仍可获得确切的临床疗效。

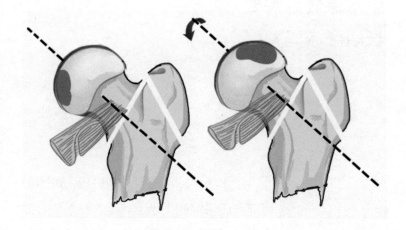

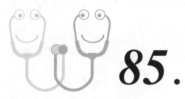

85.

手术保髋后需要
长期卧床吗?

手术保髋后不需要长期卧床。卧床的
时间与所采取的手术方式是有关系的。如
果患者是单侧股骨头坏死,不论是微创保
髋手术,还是暴露股骨头的开放保髋手
术,术后身体恢复平稳后,均可以扶双
拐,患侧不负重离床活动;如果是双侧股
骨头坏死行双侧保髋手术,术后1个月内
需要卧床,如X线片示双侧股骨头内稳
定,无塌陷进展,双髋关节可自主屈伸活
动,则可坐轮椅离床,但不能负重;如果
双侧股骨头坏死行一侧保髋手术,另一侧

股骨头没有塌陷风险，术后身体恢复平稳，就可以扶双拐，手术侧不负重离床活动，另外一侧可以正常负重；如果双侧股骨头坏死行一侧保髋手术，另一侧同时做全髋关节置换术，术后身体恢复平稳，则可以扶双拐，手术侧不负重离床活动，关节置换侧可以正常负重。以上各种情况，患者均需要在术后3个月、6个月拍摄X线片检查，观察股骨头修复情况，一般需要6～12个月才能完全修复。因此，患者出院后应定期拍X线片并与医生联系，不可自作主张丢掉拐杖。当出现手术危险期时，最好能够卧床休息3个月，在医生的指导下进行坐位或卧位下的锻炼，此期过后再下床。

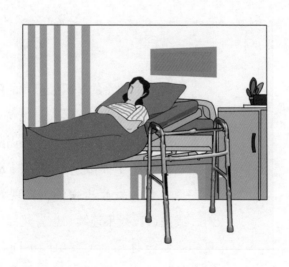

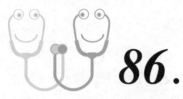

86.

保髋手术后发生股骨头再塌陷
是否意味着手术失败了?

保髋手术的目的是减轻患者的疼痛症
状,改善关节功能,推迟或避免髋关节置
换术。保髋手术后发生股骨头再塌陷并不
一定意味着手术失败了,如果拍 X 线片
后发现股骨头发生再塌陷,出现骨盆倾
斜,或沈通氏线不连续,患者髋部出现静
息痛或负重疼痛,关节功能不同程度受
限,走路跛行,说明股骨头内不稳定,保
髋手术失败的可能性大。如果没有上述症
状,或仅有髋部轻微不适,则可扶双拐非
负重行走,并密切观察,给手术后的股骨

头以充分的时间修复，2 个月后复查 X 线片，待临床无症状、影像学检查无进展时，就可以认为保髋手术后的股骨头处于稳定状态。

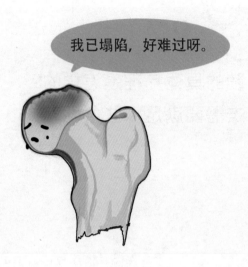

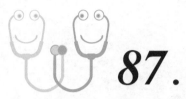

87.

手术保髋的具体疗程是怎样的？
恢复行走需要满足哪些条件？

手术保髋具体疗程包括手术方法的选择、术中治疗和术后修复。一般医生会综合分析股骨头坏死患者的临床症状、影像学表现，选择合适的手术方法，然后合理安排手术。手术时间受坏死情况、手术方式以及主刀医生的技术水平等多种因素的影响，通常需要几十分钟到几个小时不等。术后修复第一个阶段是通过手术干预和负重控制阻止塌陷发展，但此时股骨头尚未恢复到正常功能，不足以满足日常活动的需要，因而在此阶段必须严格限制负重，这个阶段可能需要 6 ～ 12 个月。第二个阶段为股骨头新骨塑形期，此时髋关节的功能正在逐渐恢复，已具有一定的力学性能，可以满足日常活动、恢复行走，但仍需要控制负重时间，根据自身情况逐步增加活动量，同时避免远距离行走，以防止再次出现疼痛和关节活动受限。

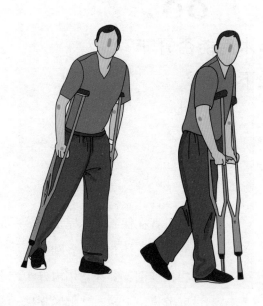

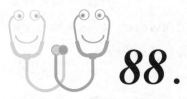

88.

保髋手术后能否开车？
能否上下楼梯？

患者在保髋手术完全恢复后是可以开车的，上下楼梯时要多利用扶手，或者使用拐杖辅助，要注意用力方法，避免患肢过度劳累。上楼时要握紧拐杖，直立于地面，先将健侧脚放于台阶上，将身体向前倾，利用拐杖支撑身体向上，用拐杖和健腿支撑自己的体重，然后抬患侧脚放于台阶上。下楼时将拐杖和健侧脚放到下一级台阶上，利用拐杖保持平衡和移动身体，再次移动拐杖的同时移动患侧脚，最初几次可以由他人帮助完成。

患者还应注意的是在保髋手术的恢复期，早期应避免"内八"、下蹲、穿袜子、穿鞋等动作，以免牵拉伤口产生疼痛。另外患者还应当注意劳逸结合，循序渐进地开展适度的康复锻炼，在活动时要格外注意安全，谨防外伤、跌倒。对于体重过重的患者，还要适度减重以减轻髋关节的负担。日常生活中尽量减少关节磨损，如避免手提过重的东西，远距离移动时可借助交通工具。术后中远期要尽量避免跳跃、跑步、爬山、提重物和走远路等对关节损耗严重的行为，保护好自己的髋关节。

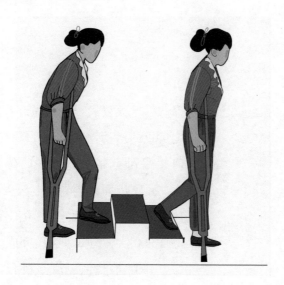

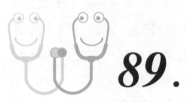

89.

保髋手术康复后适合
做哪些运动?

　　保髋手术康复后可适当做一些能够避免过度负重的运动:

　　(1) 平卧分腿法:取平卧位,双下肢伸直,紧贴床面,脚尖向上,从中立位向外侧展开 30° 再内收至中立位,重复做,每日 200 次,分 3 ~ 4 组完成。

　　(2) 平卧抬腿法:取平卧位,抬高患肢,屈髋屈膝 90°,再放平患肢,重复做,每日 200 次,分 3 ~ 4 组完成。

　　(3) 坐位踢腿法:取坐位,稍前屈,双膝关节与肩同宽或稍外展,用力将小腿向前上方踢起，直至膝关节完全伸直并停留 5s，可逐渐增加负重进行踢腿训练，每日 200 次，分 3 ～ 4 组完成。

（4）坐位分合法：坐于椅上，双手扶膝，双脚与肩等宽，双腿同时充分外展、内收。每日 300 次，分 3 ～ 4 组完成。

（5）立位抬腿法：手扶固定物，身体保持直立，抬高患肢，屈髋屈膝 90°，使身体与大腿成直角，再放下患肢，重复做，每日 300 次，分 3 ～ 4 组完成。

（6）扶物下蹲法：手扶固定物，身体直立，双脚与肩等宽，下蹲后再起立，重复做，每日 300 次，分 3 ～ 4 组完成。

（7）内旋外展法：手扶固定物，双腿分别做充分的内旋、外展、画圈动作。每日 300 次，分 3 ～ 4 组完成。

（8）扶拐步行训练或骑自行车、游泳锻炼。

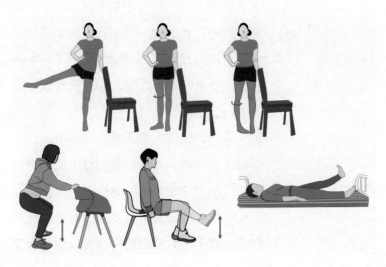

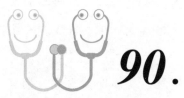

90.

保髋手术主要有
哪些?

　　充分发挥中医特色，结合西医现代技术，针对不同的患者使用不同的诊疗方案是广州中医药大学第三附属医院保髋的一大特色。对于股骨头坏死的保髋手术治疗，主要有微创保髋手术和开放保髋手术两大治疗手段。

　　第一，微创保髋手术。广州中医药大学第三附属医院开展的微创打压支撑植骨术，适用于小范围（≤30%）、累及股骨头前侧或外侧柱且关节疼痛的股骨头坏死患者。该手术具有创伤小、痛苦少、恢复快、疗效佳、并发症少、费用低等优点。术后配合中医药治疗，临床疗效确切。

第二，开放保髋手术。广州中医药大学第三附属医院开展的经外科脱位技术病灶清除、打压植骨、髂骨瓣植入术，适用于大范围（＞50%）、累及股骨头前侧和外侧壁且关节疼痛的股骨头坏死患者。术后配合中医药治疗，临床疗效确切。

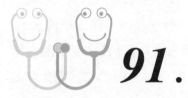

91.

如何判断股骨头坏死保髋手术
是否失败?

股骨头坏死保髋手术失败引起的临床症状应与围手术期恢复期的症状区分开,前者主要发生在围手术期之后较长的一段时间。

股骨头坏死保髋手术失败的判定因素主要分为全身因素和局部因素。全身因素主要为髋关节感染。局部因素通常是在手术切口愈合之后,再次出现髋部疼痛、髋关节活动困难、走路跛行,甚至情况比术前更为严重。比如在行走或者做简单的动作方面,患者在术前可以完成,在术后却完成不了。但除了患者的自我感觉以外，影像学的检查结果更具有说服力。如经影像学检查，发现股骨头坏死部位修复未达到理想效果，病灶部位塌陷进一步加重或股骨头坏死塌陷部分修复不良，严重者出现骨盆倾斜，就可判定为保髋失败。

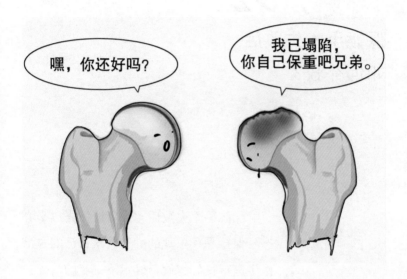

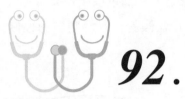

92.

保髋手术失败后
如何补救?

　　保髋手术失败后，患者应该先放平心态，保持平和乐观的心情，跟自己的主治医生进行良好沟通，确定下一步的治疗方案，积极补救。在此期间还应注意减少负重，注意休息，合理饮食，防止股骨头坏死情况加重。一般情况下，患者在保髋手术失败后通常只剩下一种选择，那就是根据自身情况选择人工髋关节置换。同时，中医药治疗也可以取得不错的疗效，比如中药汤剂、针灸推拿手法、中医特色外敷疗法等。患者要保持信心，相信现代的医疗技术，中西医结合起来的治疗一定可以对保髋手术的失败有良好的补救。

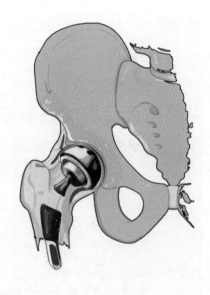

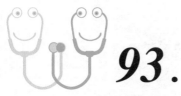

93.

保髋手术失败是否会增加关节置换手术的难度、影响其疗效?

　　保髋手术失败是否会增加关节置换手术的难度、影响其疗效需要视情况而定。就目前来讲，比较常见的一些保髋手术对髋关节置换的影响是非常小的。比如髓芯钻孔减压、带血管蒂的腓骨移植、钽棒植入等，即便植入了骨头和钽棒，医生在进行关节置换手术的时候也能很容易地取出。如果这类手术造成了瘢痕粘连，就有可能导致关节置换时股骨头显露困难，不过这是一种很轻微的影响，对疗效的影响可以忽略不计。但截骨矫形术这类保髋手术对关节置换的影响是比较大的，可能会影响关节置换时股骨假体的植入，而且截骨矫形术的创伤较大，所造成的粘连也比较严重，可导致后期关节置换术的操作难度增加，造成神经损伤的风险也比较高，患者关节功能的恢复可能会差一些。

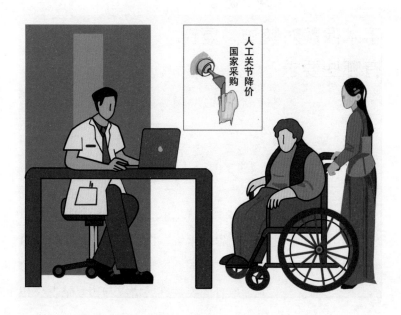

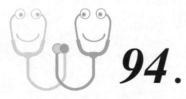

94.

手术保髋对随访、复查
有哪些要求？

对于那些采取了手术保髋治疗的股骨
头坏死患者来说，保髋手术后的定期复查
是非常重要的，因为复查可以使医生充分
了解患者的疾病进展情况和康复情况，以
便为今后的治疗提供方案，改善患者的股
骨头坏死情况。若不及时复查，可能会因
恢复不理想而丧失补救的机会。

在治疗后的第一年，医生通常会要求
患者每 3 个月来医院接受一次复查，并要
求患者如实回答医生的问诊。医生会通过
询问患者的负重情况、疼痛情况，并配合

体格检查初步判断患者的髋关节功能，除此之外，可能还需要进行 X 线、CT、MRI 等影像学检查，进一步了解股骨头坏死的修复情况，判断是否有塌陷进展等，依此决定患者是否能正常行走、是否需要扶拐或者坐轮椅，并为患者提供康复依据。

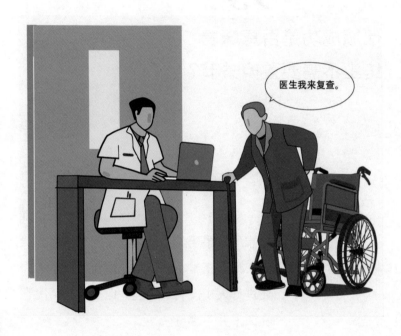

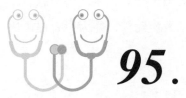

95.
保髋成功是否意味着
终生不需要置换关节?

对于股骨头坏死的保髋治疗来说，最理想的效果当然是坏死能够完全修复，股骨头形态正常，关节功能恢复，日后不需要进行人工髋关节置换，但是这种情况在临床上并不多见。

有相当一部分患者在接受保髋时很可能就已经出现股骨头塌陷，或即将发生塌陷，这类患者股骨头完全恢复正常的可能性是很小的。即使对于塌陷前股骨头坏死保髋治疗成功的患者，也只有一小部分可以治愈，不需要进行关节置换，相当多的患者经过 15 ～ 20 年，当骨关节炎加重、疼痛明显时，仍有可能需要做人工关节置换，但此时置换的假体的使用寿命已经可以满足患者的需要，后期进行翻修的可能性比较小，所以这也是一个比较理想的结果。对于已经发生塌陷的股骨头坏死，保髋治疗的目标是延缓关节置换时间，使大多数患者置换一次关节就可以终生享用，而不必承受人工关节翻修带来的痛苦。

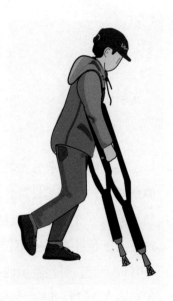

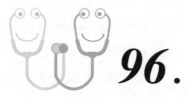

96.

激素性股骨头坏死保髋成功后如何面对激素?

对于激素性股骨头坏死的患者,在保髋成功后,应该尽量避免或尽可能地减少使用激素类的药物,以防止保髋手术失败。对于预计需要使用较大剂量的激素3个月以上者,可在医生的指导下尽可能加用免疫抑制剂,以尽早减少激素使用剂量,防止股骨头坏死加重。

另外患者在饮食上也应当更加注意,可以多食用一些高蛋白的食物,还要强调钙质的补充。在生活中要限制负重,坐轮椅或拄双拐。注意休息,进行一定的功能锻炼，以利于股骨头坏死的愈合及重建。同时应预防骨质疏松，充分补充钙剂和维生素 D，使用治疗骨质疏松的药物等。同时要注意不能饮酒、吸烟，以免导致保髋失败。

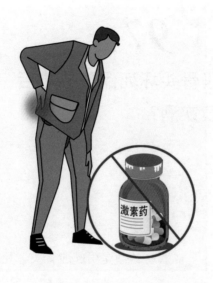

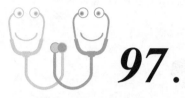

97.

酒精性股骨头坏死保髋成功后能否继续饮酒?

饮酒是引起股骨头坏死最常见的原因之一，因此对于酒精性股骨头坏死的患者，在进行保髋治疗之后不建议继续饮酒，否则有可能导致股骨头坏死的情况复发，从而进一步影响髋关节的正常受力和屈伸功能。另外，现在市面上的白酒很多是勾兑酒，并非纯粮酿造，长期饮用可能会再次引起酒精中毒，引发肝肾功能亏虚，造成股骨头周围血管损伤、闭塞，导致股骨头部位血运再次中断，从而使股骨头坏死加重。除此之外，酒精性股骨头坏死保髋成功后还要注意不要吸烟。可加强优质蛋白质的摄入，多吃一些钙含量比较丰富的食物。同时，建议患者注意休息，减轻体重，避免过度负重，避免使用激素类的药物，进行一定的功能锻炼，必要时可以拄拐杖行走或坐轮椅。

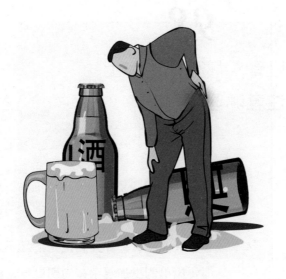

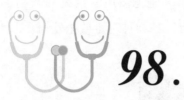

98.

双侧股骨头坏死在治疗上
需要注意哪些问题?

双侧股骨头坏死无论是治疗还是康复都要比单侧更加复杂,周期更长,所以患者要保持积极心态,配合医生的诊治,以取得最佳的疗效,切不可马虎大意,以免造成不可挽回的后果。

一般情况下,患者双侧股骨头坏死的情况可能有差异,需要在明确病情后再选择非手术或手术的方法来进行治疗。一般非手术治疗需要的时间要长一些,这就要求患者不能急于求成,盲目乱投医、乱吃药,避免心情浮躁,不可盲目追求快,以免给治疗带来阻碍。对于手术治疗，患者一定要去专业的专科医院就诊，向专科医生咨询，明白保髋手术或者髋关节置换术的适应证，术后还要在医生指导下进行适当的锻炼，如做大腿的平抬外展动作、骑车练习，或者在床上躺着的时候在脚上放一个枕头，然后小腿上下反复挑动来进行锻炼，这样可以防止肌肉萎缩。

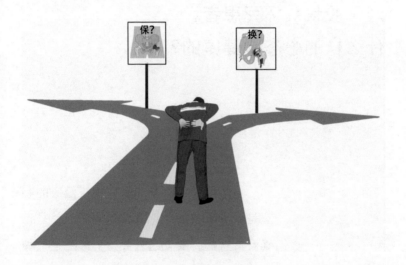

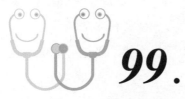

99.

对于股骨头坏死患者，什么样的心态是健康的？

对于股骨头坏死患者，积极健康的心态是十分重要的。患者首先要做的就是正确看待疾病，要知道，股骨头坏死是一种比较常见的骨科疾病，积极治疗的患者一般可以取得不错的治疗效果。因此患者千万不要产生很恐惧的心态，更加不要隐瞒病情，最好做到不小看病情，也不要惧怕病情，及时就医。另外，股骨头坏死从发病到晚期，治疗过程一般是很长的，这就要求患者做好打"持久战"的思想准备，严格遵循医嘱，保持乐观积极的心态。医生在此期间也应该充分与患者沟通，包括治疗中采取怎样的治疗方法、治疗效果如何、治疗费用如何，这些都要让患者知晓。

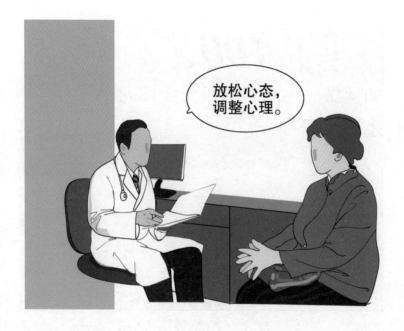

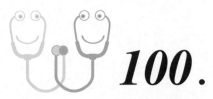

100.

如何做一名合格的股骨头坏死患者亲属？

作为股骨头坏死患者的家里人，在生活中对患者的帮助和鼓励是十分重要的，应当督促患者养成良好的生活习惯，注重合理的饮食搭配，并监督患者进行适当的功能训练，以取得最好的康复效果。

在患者的日常护理中，应注意防潮、防寒，以免症状加重。同时要加强患者保护髋部的意识，督促患者控制体重，避免加重胯部负担，尽可能地避免过度负重，并遵医嘱督促患者使用双拐或坐轮椅等，防止因髋关节负重导致的股骨头塌陷。同时可以让患者适度按摩胯部及主动做屈髋活动。在饮食方面，应督促患者尽量少吃生冷及刺激性食物，停止饮酒，正确地使用激素类药物。

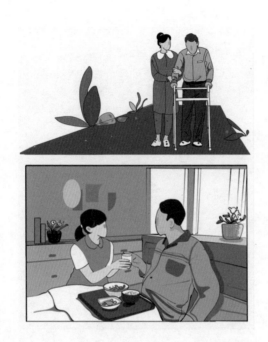